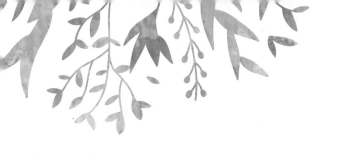

治腰治颈

不如靠自己

范德辉 编著

U0363326

羊城晚报 出版社

· 广州 ·

图书在版编目（CIP）数据

治腰治颈不如靠自己 / 范德辉编著 . — 广州 : 羊城晚报出版社，
2018.8

ISBN 978-7-5543-0599-7

Ⅰ . ①脊… Ⅱ . ①范… Ⅲ . ①脊柱病 – 防治 – 基本知识
Ⅳ . ① R681.5

中国版本图书馆 CIP 数据核字 (2018) 第 139568 号

治腰治颈不如靠自己
Zhiyao Zhijing Buru Kao Ziji

策划编辑	高　玲
责任编辑	高　玲　廖文静
装帧设计	谭　江
责任技编	张广生
责任校对	潘子扬
出版发行	羊城晚报出版社（广州市天河区黄埔大道中 309 号羊城创意产业园 3~13B　邮编：510665）
	发行部电话：（020）87133824
出 版 人	吴　江
经　　销	广东新华发行集团股份有限公司
印　　刷	广州市岭美彩印有限公司
规　　格	787 毫米 ×1092 毫米　1/16　印张 13　字数 200 千
版　　次	2018 年 8 月第 1 版　2018 年 8 月第 1 次印刷
书　　号	ISBN 978-7-5543-0599-7
定　　价	49.80 元

作者序

当腰酸背痛时，我们扭扭腰就会有所缓解；当胸闷、感觉呼吸不畅时，我们扩扩胸、后伸一下，心胸会感觉开阔不少；当颈部僵硬时，我们前、后、左、右适当拉伸颈部，颈部就会舒服许多……生活中凡此种种事例，无一不在告诉我们：活动脊柱、调整脊柱，能改善你的诸多不适。

我进入医学行业始于20世纪80年代，一直坚信：脊柱是人体健康的桥梁，脊柱安才能身体康。正因为这样的信念，我一直致力于脊椎关节病与脊椎相关疾病的针灸、手法正骨、中医汤方及现代理疗的综合运用研究，并且小有所得。

在我的从医之路上，我得到过很多先辈、专家的指点。非常荣幸的是，20世纪90年代我开始接触龙氏手法时，有幸跟随龙老师系统学习治脊疗法，有赖于龙老师的谆谆教诲及其他老师、学长的悉心指导，我的知识结构、诊断思维和施治技能都有很大的提高，我常有如沐春风、柳暗花明的感觉。

常言道：实践是检验真理的唯一标准。随着诊治患者数量的与日俱增，我对治脊疗法的领会和掌握更加深入。在对研究生和进修生的临床带教和科研实践中，在对基层医疗机构和从医人员的培训中，关于如何推广龙老师的治脊疗法，我也有一些经验积累和困惑。每次拜望龙老师，我都能在一些疑难病症方面得到宝贵指点；在与国内、国际龙氏弟子和治脊同道的交流中，也有很多思想碰撞和交流。以上这些，都强烈地促使我掌灯提笔，希望用文字的形式将临床案例、脊椎治疗的所思所得加以记录和整理。其一，可以向龙老师交一份作业，作为汇报材料，让老师了解我的实践结果和成功案例；其二，也想以此作为一份辅导材料，在带教及承担培训任务时有所依据，于后学有所得益，当然也希望对推广龙老师的治脊疗法有所帮助。

现《治腰治颈不如靠自己》一书已成，共分七章。首先第一章从脊柱的概念出发，为大家介绍脊柱的相关知识，包括日常生活中伤害脊柱的坏习惯、与脊柱有关的小病痛、如何养护脊柱以及得了脊柱相关疾病该怎么办等；然后从第二章到第五章分别介绍与颈椎、胸椎、腰椎、骨盆相关的疾病，包括典型案例、疾病分析、调治妙招以及物理疗法等；俗话说"治病不如防病"，接着在第六章介绍脊柱的日常养护，希望大家从平时的点滴做起，防止疾病的发生；由于四季轮回，气候、环境变化较大，稍不注意，人体就容易受外界邪气的滋扰而患上疾病，所以在最后一章向大家介绍如何在各个时节进行脊柱保养。

最后，我由衷感谢恩师龙层花教授对治脊疗法所作的杰出贡献，她的坦荡无私、倾囊相授和钻研进取影响了众多的龙氏弟子，也给无数的患者带来福祉。

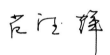

推荐序

　　看着如今龙氏治脊疗法的日益壮大，我由衷地感到欣慰，虽然这一路走来充满艰辛，但觉得这一切都是值得的。回首过去，以往对脊柱废寝忘食钻研的画面历历在目。得益于当时中央号召全国西学中的英明决策，我们研究团队齐心协力，克坚攻关，共同取得了这一课题的研究成果。不经意间，距离我和魏征教授开始研究脊椎病因学和治脊疗法已过去了半个世纪，现在想想，那些披星戴月、品尝酸甜苦辣的日子还是别有意境的！

　　弟子德辉，江西井冈山人，受祖辈悬壶行医、济世山民、为人敬重的事迹激励，素爱中医针灸及正骨，在医学道路上潜心钻研、锐意进取，如今可谓是成果斐然：担任广州中医药大学的教授和硕士生导师，教学和科研任务繁重、业绩突出；热爱临床工作，在广东省第二中医院针灸康复科带领治脊团队满负荷地进行科室管理和诊疗工作，得到来自患者及各界"德艺双馨"的评价，获得"广东省名中医"的殊荣；致力于治脊疗法的推广，连续多年通过国家级、省级继续教育平台举办龙氏治脊疗法学习班，为全国各地培养了治脊人才，一定程度上提高了当地的治脊水平，造福百姓。

德辉于20世纪90年代开始与我共同钻研治脊疗法，他注重学习、创新进取、包容交流、济民惠民的精神令我非常赞赏。今天让我更高兴的是，德辉带领他的团队，将其在治脊疗法道路上的所学、所思、所行及所得加以总结整理，并用通俗易懂的文字出版了《治腰治颈不如靠自己》科普读本一书。"世上无难事，只怕有心人"，德辉和他的团队在推广治脊疗法方面孜孜不倦。在此，我希望他们继续不断努力，始终秉守"悬壶济世"的精神。本书语言生活化，具科普性及趣味性，能够帮助更多的患者解除病痛，是我们行医之人最大的愿望。德辉的心愿是通过这本书传递"脊柱养生观"，这也是我的心愿。我如今九十有三，仍每天坚持睡前醒后做脊椎保健功，所以现在腰不弯，背不驼，身高比年轻时只矮了一厘米。脊椎不正，百病丛生！本书的出版，无疑是百姓的一大福音，相信本书能让更多人了解治脊疗法，同时点燃了被脊椎相关疾病折磨的广大患者重获治愈的希望。

时光荏苒，犹如白驹过隙，治脊疗法发展到今天离不开每个钻研者的努力。我相信，在以德辉为代表的龙氏弟子钻研努力下，龙氏治脊疗法的明天将会越来越好。由此，我乐为之作序。

2018年7月5日于流花桥

（龙层花 龙氏治脊疗法创始人）

目录
CONTENTS

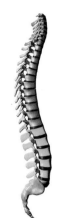
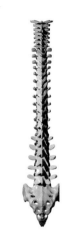

PART 1

好身体要靠好脊柱

PART 2

颈椎生出百样病，居家防治有办法

40-75 cm

min 20°

90-100°

72-75 cm

38-55 cm

PART 3

你意想不到的内脏疾病，竟与胸椎有关

PART **4**

护好腰椎，杜绝慢性病痛

PART 5

骨盆问题，难言之隐、难言之痛

PART **6**

保护脊柱，要从日常做起

PART **7**

时令调补，护脊保健

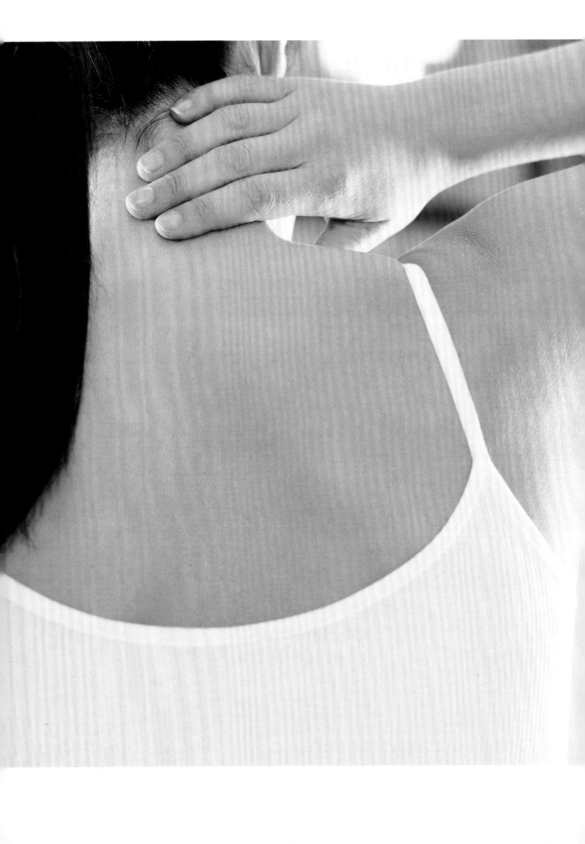

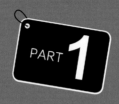

PART 1

好身体要靠好脊柱

脊柱疾病是影响人们正常生活与工作的常见原因之一，生活中，往往我们没有意识到的一些小习惯，就会伤害到我们的脊柱。想要有好的身体，当然离不开好脊柱的加持，脊柱好了，身体才会更健康。当然，如果患上脊柱相关疾病也别焦虑害怕，密切关注，好好养护，及时治疗，都能守护住我们的健康。

脊柱 是好身体的"健康之柱"

"万丈高楼平地起",高楼大厦之所以能够稳稳地立在地上,是因为地基牢靠。如果把人体比作一栋楼,那么我们的脊柱就是钢筋,脊柱周围包绕的肌肉、韧带、神经、血管、筋膜等就好比是混凝土,它们共同浇筑起了生命大厦的主梁。所以我们说,脊柱是健康之柱,脊病是百病之源:脊柱无恙,身体健康;脊柱犯病,百病丛生。

① 认识我们的中轴——脊柱

脊柱是指以骨盆为基座,以脊椎骨为支架,以椎间盘、椎间关节和椎旁各关节为连接,以肌肉、肌腱、韧带、筋膜为保护,以脊髓、神经和血管为通信联络和能量供给的一个立柱状结构,是人体的中轴和支柱。

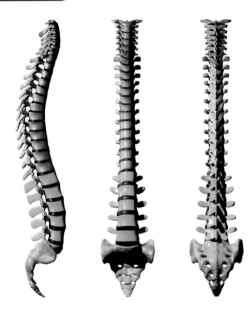

正常人脊柱共有26个椎骨:颈椎7个,胸椎12个,腰椎5个,骶椎1个,尾椎1个。脊柱的侧面观呈S形,正面观呈一直线。脊柱椎体之间由椎间盘和前、后纵韧带连接,其他连接有关节突和相关韧带。脊髓位于椎管内,呈长圆柱形。脊髓每个节段发出1对脊神经,共31对(个别人32对),其中,颈神经8对,胸神经12对,腰神经5对,骶神经5对及尾神经1~2对。脊髓和脊神经共同构成了人体的生命信息中枢。

② 脊柱的重要功能

脊柱对人体发挥着支持体重、传递重力的功能，通过其支撑作用托起头颅，五脏六腑、四肢百骸都是悬挂于其上。同时，脊柱还有如下功能：

①保护脊髓和神经根；

②参与形成胸腔、腹腔及盆腔，保护各腔内的器官；

③支持和附着四肢与躯干联系的肌肉和筋膜。

脊柱具有灵活的运动功能，其运动方式包括屈伸、侧屈、旋转和环转等。虽然在相邻两椎骨间运动范围很小，但多数椎骨间的运动累计在一起，就可进行较大幅度的运动。另外，脊柱还是人体各种运动的链条和枢纽，人体的每个姿势和动作都与之有密切的联系。

从生物信息上看，脊柱是人体的第二生命中枢，是生命信息和能量传输布达的要塞通道。在脊柱区域，不仅有脊髓，还有脊神经，以及经络中的督脉和足太阳膀胱经等通信线路。脊柱正是为信息中枢——脊髓和脊神经提供了安全保障，在生命中具有决定性的作用。脊柱一旦出现问题，将会严重影响人体生命信息及时通达，进而对人体的整体结构、营养状态、生理功能、生命活动产生根本的影响。

③ 脊柱之于人体的重要性

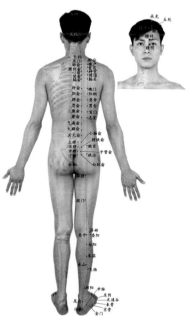

从中医角度看，《素问·正气通天论》有云："骨正筋柔，气血以流，腠理以密，如是则骨气以精。谨道如法，长有天命。"可见脊柱之于人体的重要性。

①脊柱两侧分布着人体最大的"排毒通道"——足太阳膀胱经。

足太阳膀胱经是十四经络中通往头、背、腰、臀、下肢、足等部分最长的一条经脉。足太阳膀胱经处于身体的最前线，是身体的第一道屏障，作为人体六经疾病传变中最浅表的经络，一生都在与外邪相互抗争，以守护我们的正气。古代医家有"太阳主表而统营卫"之说，

足太阳膀胱经经络循行路线图

足太阳膀胱经有着温煦肌表、管理汗孔开合、调节体温以及抵御外邪的作用，因而也最容易劳损，经络气血堵塞不通，如久病入里，则会对脏腑造成相关的损害。

②**督脉之主干贯脊而行，督脉上通于脑，总督诸阳之气，络一身之阳气。**

脊髓与督脉并行于脊柱骨，与脑髓、脏腑经脉气血功能活动之间有密切联系。督脉经气通过足太阳膀胱经腰背部的腧穴支配体腔内的脏腑，这也解释了为什么中医常用督脉穴位治疗相关脏腑疾病。

③**从西医角度讲，脊椎上通大脑，下连四肢，中间管理五脏六腑，内有中枢神经，管理身体所有的知觉神经。**

人体有 31 对（个别人 32 对）脊神经，我们的神经传导、血液走向是随着脊椎的变化而变化的。假如脊椎偏离了正常的位置，所有的神经、血管、经络都会随之移位，信号传导异常，引起五脏六腑不协调，导致疾病的发生。随着脊椎移位，还会压迫神经，受该神经支配的某个器官就会受到一定的影响。

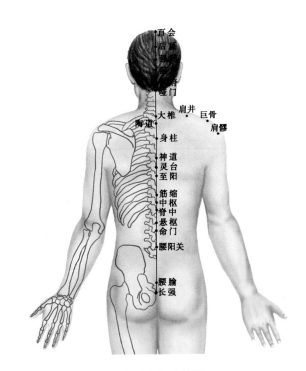

督脉循行路线图

④ 治病无效？是否考虑了脊柱相关疾病？

在临床上，我们经常会遇到这样一些患者：头晕头痛、手麻脚软，或者心慌胸闷，一吃东西就感到胃胀不消化，去看内科医生，接受相关检查后却没有发现器质性疾患，但症状反反复复，吃药也不见好转。其实，面对这种情况，不管医生还是患者，都应该换个思路——摸摸脊柱，看是不是脊柱出了问题。

内脏的病理变化都能够从我们的背部反射区传递给我们相关信息，这种现象在医学上被称为

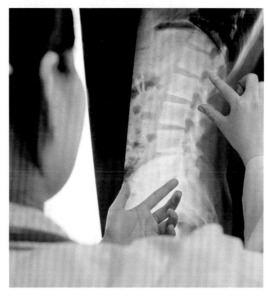

"全息医学"，但很多时候，我们的无知往往会贻误预防和治疗的最佳时期。我们的内脏器官都是相互联系的，错过了诊治的"黄金时期"，就会导致恶性循环，一个不好往往会影响到另外一个。因此，我们要充分学习脊柱相关知识，了解、关注自身背部区域的变化，做到疾病早诊断、早预防。

据调查，全世界有70%的人处于"亚健康"状态。大量研究证实，人类有近85%的疾病都来源于脊椎。脊椎的进化从鱼在水里游、蛇在陆地爬、鸟在天上飞、四足动物跑，直到人类两脚走，足足花了5亿年时间，而人类的脊椎从水平面受力进化到垂直受力仅用了1000万年。由此可见，人类的脊椎对于它所承受的垂直压力其实还处于适应期，是很脆弱的。

为医者治病救人，万不可"头痛医头，脚痛医脚"，患者如若出现上述症状，不妨去脊柱专科门诊就诊。脊柱相关疾病是一门整体医学，调整好了脊柱，五脏六腑自能安泰。

脊柱是生命之柱，是人体这栋大楼的顶梁柱，只有顶梁柱屹立不倒，房子才能基业坚固！认识我们的脊柱，爱护好这根健康之柱，护卫好生命之梁，通过脊柱保养，我们的脊柱和内脏得到整体的调理，正所谓：呵护脊柱，健康永驻！

坏习惯 伤害脊柱一辈子

脊柱是好身体的"健康之柱"，要想拥有一个强健的体魄，重在护养我们的脊柱。近年来，青少年脊柱侧弯问题已成为医疗界最受瞩目的热点之一，这与孩子平时错误的写字习惯、坐姿、睡姿等密切相关。影响脊柱健康的不良因素往往与日常工作生活的坏习惯、坏姿势有关。那么，有哪些坏习惯会伤害脊柱呢？

① 颈椎病——低头族的困扰

学生、白领、文职人员等长期伏案工作的人群越来越多，患上颈椎病的比例也在呈直线上升趋势，并且颈椎病患越来越年轻化。我们在门诊接诊了许多患者，不少人年纪轻轻就出现了一些中老年人才会出现的症状：失眠、健忘、头晕、耳鸣、手麻……

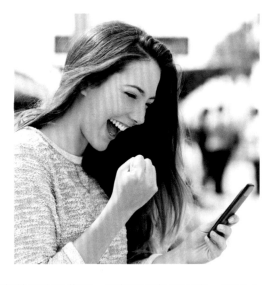

我们发现，在公共场合，甚至在等候就诊的人群里面，大部分都在低头玩手机。殊不知，成人的头部重 4.5 ~ 5.5 千克，为了维持头部的稳定性，我们的颈椎此时就要起到保持平衡的作用，颈部肌群协调平衡，脑袋才不会偏歪向某一侧。假如长时间低头，颈部肌肉过度紧绷，失去弹性，颈椎韧带、关节囊、小关节会出现紊乱，从而导致颈椎病。还有一部分人打电话的时候喜欢将话筒夹在脖子上，边做手头的工作边听电话，做这个动作时，肌肉会过度用力收缩，对颈椎造成的损伤较大。

办公室白领需要经常加班，有时太累了就会把头枕在胳膊上趴在桌上睡觉，其实这种姿势是最伤害颈椎的：人在趴着的时候，颈部前屈，造成与正常生理弯曲相反的变化，时间长了就容易导致颈椎椎体发生偏歪，颈椎曲度变直、消失，甚至反弓。如果感到困了，最好躺下；条件不允许的情况下，就在胸前垫一个柔软的靠垫或枕头作为缓冲。

在过去信息匮乏的年代，朋友聚会都是聊天，大家有说有笑，回忆过去，憧憬未来，满满的人情味；而现今的聚会，每个人都在低头看手机，都是颈椎病的"潜在发病人群"。信息高度发达带来的对人体健康的副作用，首当其冲便是我们的脊柱。

走在大街上，我们经常会注意到很多人，甚至是年轻人，都有着"圆肩、驼背、头前引"的体态，医学上对这种体态有个专有名词——上交叉综合征。这种体态就是长期姿势不当的衍生物。

② 坐姿不当，病痛找上门

劳累了一天，回到家后，大家习惯往沙发或床上一躺，看看手机，翻翻杂志，觉得是最好的放松方式。之前网上流行一个名词——葛优躺，半坐半躺在柔软的沙发、床垫上。此时身体的重量集中压在了腰椎上，腰椎关节间的压力增大，压迫椎间盘，极易患上腰椎间盘突出症。

如今，沙发已成为家居装修气派与否的一个重要指标。其实坐沙发对腰椎不利，因为沙发面宽，且一般为前高后低的倾斜面，人们坐沙发时膝盖高臀部低，

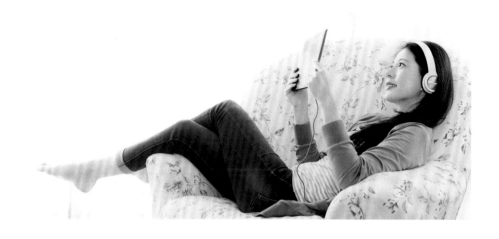

臀部一般只会坐沙发面的前一半，而人的后背又要靠到沙发背上，那么人的腰臀部和沙发背之间就会出现一个空隙，人为了舒服，会把腰向后凸，长此以往，易导致腰部曲度变直和反弓。加上"葛优躺"的姿势，脊柱旋转变形，恶性循环。

有些单位，比如银行，为了让员工工作时始终面对客户以示尊重，电脑显示屏摆放的位置不在正中间，或偏左或偏右，看屏幕时需要拧头转腰，这会让某些肌群长期处在收缩状态，脊椎、肋骨也会跟着扭转、侧弯，日久成病，就变成错位。

有些朋友在开车时，习惯将座椅调后，而这种坐姿必须让臀部向前滑动才能踩到油门刹车，这样腰部腾空而无支撑，腰椎承受的压力较大。解决办法是在靠背上垫上靠垫，并稍将座椅调前，填补腰椎与靠背之间的空间。

开车的朋友们时常会遇到急刹车的情况，即使司机系着安全带，脖子也缺少固定，头颈部迅速前屈，继而后仰，使颈椎出现挥鞭样损伤，最严重的后果是颈髓损伤，甚至导致高位瘫痪。预防挥鞭样损伤，要注意以下三点：

①坐车时（尤其是长途车）可戴上颈托；

②不要在车上睡觉；

③坐前排时最好把座椅调整为120°左右，避免直坐，这样急刹车时头部不会甩起来，可以保护颈椎。

③ 忽略了这些，你的脊柱很受伤

① 背单肩包

大部分女性喜欢背单肩包，单侧肩膀发力，斜方肌对抗包带的压力，时间久了肌肉缺血，肩膀发酸，严重者会感到疼痛不适，斜方肌的损伤会造成肩胛骨位置的变化，继而容易造成肩袖肌群的损伤，导致肩痛。

② 穿高跟鞋

爱美之心，人皆有之。广大女性朋友喜欢穿高跟鞋，显得高挑，其实穿高跟鞋时，身体重心向前，这个时候人的骨盆处于前倾状态，日久形成腰椎曲度过大、驼背，继而会导致颈肩腰腿痛发生。

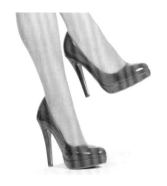

③ 跷二郎腿

跷二郎腿是许多人常有的习惯，它改变了骨盆的正确位置，使得骨盆两侧高度不一致。骨盆是脊柱的地基，下梁不正上梁歪，脊柱是一个整体，地基歪了，连接在上面的腰椎、胸椎、颈椎也会跟着偏歪，形成脊椎侧弯，同时也会造成一系列脊柱相关性内脏疾病。

④ 弯腰搬重物

弯腰搬重物时，姿势不当会造成脊椎的错位或椎间盘突出。正确的姿势应该是收脚、屈膝、翘臀。即将两脚靠近，距离约 20 厘米，互相平行；接着下蹲，身体重心下降，让身体尽量靠近物品；最后腰背挺直，腹部收紧，让腿发力把物品抬起来。这种姿势让腰椎保持正常的生理曲线，不易伤腰。

⑤ 运动损伤

运动前缺乏充分的热身准备，运动后缺乏拉伸放松疲劳肌群，都会引发肌肉痉挛。而在肌肉痉挛状态下牵拉力过大，也会引起脊椎失稳。某些相对激烈的体育运动会直接造成脊柱和关节扭挫伤。

⑥ 不节饮食

暴饮暴食、高脂饮食导致肥胖，会直接对脊椎、椎间盘造成压迫，加剧老化和损伤。肥胖导致的内脏代谢紊乱间接影响肌肉与关节的功能。

④ 脊柱的几个"最怕"

① 最怕冷

我们应注意顾护好颈部、腰部，特别是在空调房里，避免将温度调得过低，也不要让风对着颈腰部吹。冷风会导致脊椎的韧带、肌肉僵硬，影响血液循环，进而损伤脊椎。

② 最怕久坐

研究表明，人体在不负重的情况下，平躺时，腰椎承受的重量大概占体重的25%；侧卧时，腰椎承受的压力是体重的 75%；坐着时，腰椎承受的压力是体重的 140%。

③ 最怕卧具不合适

床垫软硬度与枕头高度不适会影响休息，长期使用还会对颈椎生理曲度造成影响。床垫不能太硬或太软，枕头高度应该是枕下去后与自身拳头的高度差不多。

④ 最怕猛击

动作幅度太大或突然受到大力击打，很容易导致脊椎严重受损。

⑤ 最怕歪

平衡和放松是脊椎的最爱。养成良好的习惯，保持正确的姿势，呵护好脊柱，对我们的健康大有裨益。

保持好的姿势是脊柱健康的基础，平日里觉得舒服的姿势不一定是正确的，坏习惯对脊柱的损害是一辈子的，大家应该引起重视。在本书里，我们将通过临床上的真实案例及生动的配图，为大家阐述正确的脊柱护养方法，希望尊敬的读者朋友在阅读完本书后，对脊柱保养有一个全新的理解，我们将倾尽所能为大家奉上最全面、最有价值的脊柱保健知识。您的健康，是我们毕生孜孜不倦的追求。

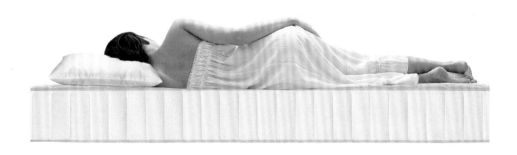

这些**小病痛**都与脊柱有关

关于脊柱，你究竟了解多少？你知道吗，脊柱病变不仅仅局限于常见的颈肩腰腿痛，就连头痛眩晕、手麻脚软、失眠耳鸣、心慌胸闷、心律失常、腹痛腹胀、便秘腹泻、血压血糖增高，甚至是痛经、性功能障碍、不孕等一些内脏疾患，都与脊柱息息相关。

目前发现，逾百种疾病与脊柱有关，这些疾病涉及神经科、内分泌科、消化内科、妇科、男科、儿科、五官科、口腔科及皮肤科等。我们遇到过很多病人，因为某种症状，辗转多家医院多个科室，疾病都未能得到根本的诊治。不能归咎医生医术欠佳，是他们未从脊柱病变方面去考虑，使得这些看似与脊柱毫不相关的内脏病被误诊、漏诊。其实只要调好脊柱，使得错位、紊乱的椎体、小关节恢复到正常的位置，这些疾病就迎刃而解了。下面我们通过表格向大家展示脊椎与相关疾病的对应规律：

脊椎对应的身体部位及可能产生的疾病症状		
	对应身体部位和区域	可能产生的症状
第一颈椎：C1	头部血液供应、脑垂体、头皮、大脑、脸部骨骼、内耳及中耳、交感神经系统	头、耳、鼻、喉、面部疾患，如头痛、偏头痛、眩晕、失眠、健忘、面瘫、低热、眼疾、高血压、慢性疲劳症
第二颈椎：C2	双耳、视神经、听觉神经、额窦、乳突、舌、前额	喉、舌、声带、口、扁桃腺疾患，如额窦炎、偏头痛、耳鸣耳聋、腮腺炎、直肠炎、视力下降、斜视、胸闷、心动过速、排尿异常、高血压、失眠

	对应身体部位和区域	可能产生的症状
第三颈椎：C3	脸颊、外耳、面部骨骼、牙、三叉神经	咽、颊、肩、咽喉疾患，如三叉神经痛、痤疮、粉刺、湿疹、咽喉异物感、咽喉炎、胸闷、牙痛、甲亢
第四颈椎：C4	鼻、唇、嘴、咽喉	流鼻涕、扁桃体肿大、咽喉异物感、胸闷、打嗝、甲亢、耳聋、颈肩及臂部肌肉酸痛、牙痛
第五颈椎：C5	声带、腺体、咽喉	手臂酸痛、上臂或手腕痛、下肢瘫软、大拇指酸麻痛、五十肩、食道炎、气管炎、咽喉炎、声音嘶哑、视力下降、心动过速或心动过缓、过敏性鼻炎、神经衰弱
第六颈椎：C6	颈部肌肉、肩、扁桃体	手腕肌、大拇指、上臂或手腕痛、慢性咳嗽、肩颈疼痛、心律失常
第七颈椎：C7	甲状腺、肩关节、肘关节	手臂外侧、中指、肱、无名指酸麻痛、滑膜炎、畏寒、甲状腺疾病、低血压、心律失常
第一胸椎：T1	前臂（包括手、腕及手指）、食管、气管	心脏、气管、食道、前臂疾患，如上臂后侧痛、心脏病、左上胸痛，哮喘、咳嗽、呼吸困难或呼吸急促
第二胸椎：T2	心（包括瓣膜及心包）冠状动脉	心脏和胸部疾病、手臂内侧酸痛、血压、心跳不规律，气喘咳嗽、心悸
第三胸椎：T3	肺、大肠、支气管、乳房	支气管炎症、肺炎、心悸、肩痛

	对应身体部位和区域	可能产生的症状
第四胸椎：T4	胆囊、胆总管	肺、食道相关疾患，慢性胃病、胆囊疾病、乳房痛、气喘、打嗝
第五胸椎：T5	肝、腹腔神经丛、总循环系统	肝、胆、胃、脾相关疾患，肝炎、胆囊炎、血压异常、关节炎
第六胸椎：T6	（脾）胃	胰、胃、胆相关疾患，肝炎、胃炎、胆囊炎，包括胃痉挛、消化不良、胃痛、腹胀、胃及十二指肠溃疡
第七胸椎：T7	胰腺、胃、十二指肠	肾、胰、十二指肠相关疾患，胃溃疡、糖尿病、十二指肠炎、扁桃腺炎、肋间痛
第八胸椎：T8	脾脏	肝、胃、胰、肾相关疾患，小肠炎、头痛、便秘、风湿性疾患、抵抗力下降
第九胸椎：T9	肾上腺	过敏性麻疹、糖尿病、高血压、尿频、湿疹、膀胱炎、排尿困难、不孕、腹痛
第十胸椎：T10	肾脏、膀胱	肾、盲肠、大肠相关疾患，肾炎、动脉硬化、水肿、痛风、不孕、输尿管炎、带状疱疹、静脉曲张、慢性疲劳、腹胀、卵巢炎、糖尿病、前列腺炎、高血压、心脏病、膀胱炎、膀胱结石及其他泌尿与生殖系统疾病
第十一胸椎：T11	肾、输尿管、膀胱	肾、大肠、输尿管相关疾患，肾炎、输尿管炎、大肠炎、性功能障碍、痤疮、牛皮癣、痢疾、水肿、胰腺炎、排尿异常、尿路结石、小腹部不适、血压异常、内分泌失调等

（续表）

	对应身体部位和区域	可能产生的症状
第十二胸椎：T12	小肠、淋巴系统	肾、大肠、淋巴、输尿管相关疾患，胰腺炎、膀胱炎、生殖器疾病、不孕不育症、风湿性关节炎、内分泌失调、免疫力低下等
第一腰椎：L1	大肠、腹股沟环	大肠、输尿管、股四头肌、大腿前侧相关疾患，大腿痛、便秘、腹泻、结肠炎、尿床、疝气、肾脏区痛
第二腰椎：L2	阑尾、腹部、大肠、大腿	卵巢、输卵管、肾、膀胱、外阴疾患，如月经不调、子宫卵巢炎、小产、便秘痛经、呼吸困难、静脉曲张、胃脘痛、腹痛、糖尿病、内分泌失调
第三腰椎：L3	男女性器官：子宫、膀胱、附件、输精管、睾丸	下腰、生殖器疾病，如水肿、坐骨神经痛、排尿困难、月经紊乱、性功能障碍、膝关节疼痛、两侧腰痛、腹痛、血压异常
第四腰椎：L4	前列腺、坐骨神经	下腰痛、小腿痛、坐骨神经痛、前列腺炎、排尿困难、背痛、腹痛
第五腰椎：L5	小腿、足、踝	子宫、膀胱、直肠、足疾病，如膀胱障碍、小腿至足踝酸麻痛、下肢血液循环降低、踝部无力、足冷、大腿无力、腿抽搐
骶椎：SACRUM	股骨、臀部	骶骨关节痛、脊柱侧弯
尾椎：COCCYX	直肠、肛门	痔疮、瘙痒症、坐下时脊柱疼痛、肛裂

养护脊柱，越早越好

脊柱是我们身体的健康之柱、生命大梁，日常生活中很多的不良姿势或坏习惯都会对脊柱造成损害，进而产生各种各样不舒服的症状或疾病。此时，脊柱的合理养护就显得尤为重要。此外，俗话说"疾病三分靠治，七分靠养"，而古人又常说"上工治未病"，因此，疾病的预防比治疗显得更重要。

① 养身先养骨，养骨养脊柱

从宝宝呱呱落地起，父母就要开始观察宝宝脊柱的生长发育。我们知道，人的脊柱有颈、胸、腰、骶四个生理弯曲。其中，胸曲跟骶曲天生就具备；从婴儿学会抬头起，颈曲就慢慢形成；当小孩会站立走路时，腰曲也就逐渐形成。父母在孩子小的时候就应该对其进行观察，看看头和脖子有没有偏歪，两侧肩膀是否一样高。当小孩可以入读幼儿园时，要观察其走路是否正常，身体向前弯腰时两边脊柱是否等高。当小孩跟其他小朋友玩耍时，要注意其是否受伤了。

小朋友在玩耍过程中，相互打闹是难以避免的事，有时候脖子受伤了，小朋友并没有感到十分疼痛难受，没有说出病情，家长也没了解到，没有及时处理。但随后的时间里，小孩子可能会不自主地摇头来缓解自身脖子的不适感，时间一长，家长可能误以为小孩患上了多动症，就不停地带小孩到各家医院进行诊治。如果不是碰上专科，小孩子的病情有可能就会被误诊了。而这多动的背后，其实是小孩颈椎错位，压迫神经所致。因此，在学龄前的阶段，父母就要开始注意对孩子脊柱的养护。

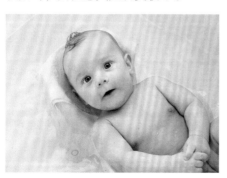

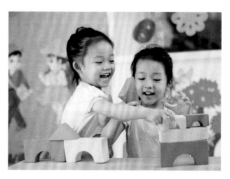

❷ 各阶段脊椎如何养护

① 学校学习阶段

在学校学习阶段，尤其是义务教育阶段，学生身体处于快速生长发育的时期，这时候脊柱的养护非常重要。学业压力大，经常长时间低头学习，运动时间不足，颈椎的生理曲度很容易变直，甚至是反弓。十几岁的颈椎病患者，临床上并不少见，而青少年脊柱侧弯也多见于这个时期。

令人欣慰的是，现在很多学校在每年的体检中已经加入了脊柱侧弯筛查的项目。除此之外，家长和学生本身要认识到，学习成绩固然重要，但不能忘了身体健康这个革命的本钱。正确的姿势、适当的运动、均衡的营养、充足的睡眠，跟学习并不冲突。一旦这个时期患上脊柱相关的疾病，一定要尽早治疗，以免耽误身体的发育和后期的学业。

② 工作职场阶段

踏入社会，进入职场，很多人怀着极大的热情，全身心地投入工作中，以至经常加班工作，甚至通宵达旦也是比较常见的。颈痛、背痛、腰酸腿痛等，成为不少人的职业病。

这个时期，相比求学时，运动少了，长时间保持一个姿势的时间长了，次数也多了，身体体质却比以前差了，患上颈肩腰腿痛的机会多了。这时期脊柱的退变相对是比较缓慢的，身体的代偿能力比较好，加上工作忙碌的缘故，不少人容易忽视脊柱健康的问题，从而为以后病情的发展或加速脊柱的退变埋下了祸根。这阶段脊柱的养护以修正不良姿势和加强运动为主，如有不适可到医院就诊。

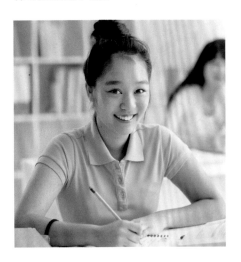
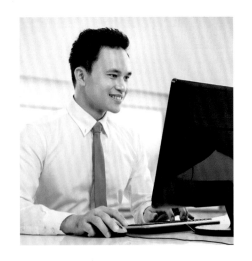

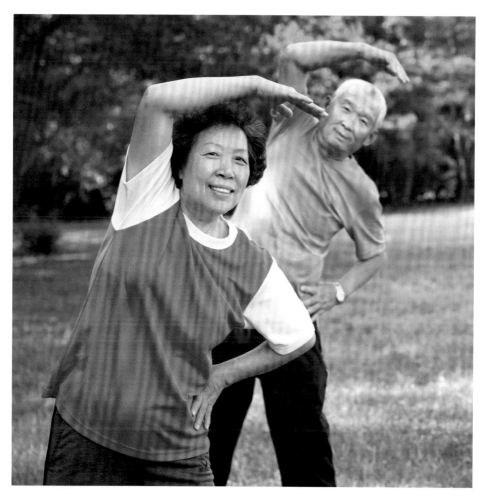

③中年阶段

到了中年，人的脊柱退变速度在加快，脊柱四周肌肉的力量在减弱，身体状况在逐渐走下坡路，脊柱处于急性损伤和慢性劳损的高发期。日常生活中，有可能搬个重物或开车时间过长，第二天就会腰痛得难受，连下床都成问题，甚至有可能连打个喷嚏都会导致腰肌扭伤。

此阶段脊柱容易受伤的机会较前明显增多，"年纪大了，身体不好用了"的观念会越来越强烈。这时期脊柱的养护以减少长时间的不良姿势，配合适当的运动、充足的休息为主，可适当使用一些药物以预防骨质疏松，尤其是妇女绝经后。运动的强度不宜过大，不宜进行对抗性的运动，运动前要懂得做好热身，运动后要注意保暖等。

④退休阶段

人退休后，虽然不用工作，生活比较轻松自由了，但此时脊柱已退变到一个比较明显的水平；椎间盘髓核水分减少，椎间盘萎缩，椎骨脆性增加，脊柱变矮……即便一个简单的摔倒，都有可能造成脊椎骨的压缩性骨折。并且手、脚的关节也不灵活，容易患上不同程度的关节病变。

此阶段的脊柱比较脆弱，经不起高强度、高压力动作的考验，因此，做日常动作时要轻柔、缓慢。天气晴朗的日子，可选择早上10点以前、下午4点以后去户外晒晒太阳，促进钙质的吸收。在运动方面，可选择太极拳、八段锦、广播体操、散步，也可以选择小区或公园里的简单的运动器材进行锻炼。运动强度宜低，时间不宜过久，以舒筋通络、滑利关节为主。

脊柱在不同年龄阶段有不同的生理特性。脊柱的养护，在不同年龄阶段都应尽早进行，至于是选择日常食物的疗法还是合适的运动疗法，或是配以服用相应药物疗法，或是到医院进行适当的物理治疗，都应有个清楚的认识。平时生活中还要注意不良姿势和坏习惯对脊柱的影响。身体的调理、脊柱的养护，不是一朝一夕的事情，我们必须从思想上重视起来，从行动上配合起来，以健康的身体迎接每一天的到来。

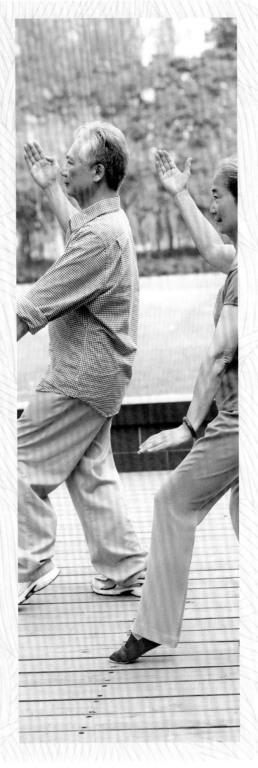

得了脊柱**相关疾病**怎么办

漫漫人生路，难免会生病，但很多疾病我们都是可以避免的。疾病的发生、发展除了与体质有关之外，更多的是由我们日常生活中的不良生活习惯造成的。例如，大家不注意自己的姿势、体态，打破了脊柱的生物力学平衡，颈、胸、腰椎的骨、关节、椎间盘及椎周软组织遭受损伤或退行性病变，导致脊椎关节错位、椎间盘突出、韧带钙化或骨质增生，直接或间接地对神经产生刺激或压迫，从而出现一系列的临床综合征。

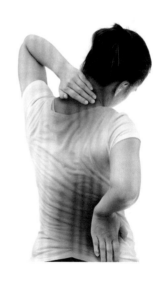

首先，我们要有一个正确的认识，得了脊柱相关疾病其实并不可怕。部分人对此可能存在误解，担心得了这些疾病，身体会瘫痪或导致其他严重的影响，甚至为此而患上焦虑，生活质量严重下降。

其次，要选择正规医疗机构。不少人对脊柱相关疾病认识不清，没能正确认识这些疾病，觉得自己可以简单处理一下，或到不正规的私人诊所、按摩店处理，以致延误病情的治疗。此外，虽然有些人是到医院就诊，但并没有选择合适的科室或医生，有些还没严重到需要手术的选择了手术，有些不需要吃药的反而去吃了相关药物或抗精神类药物，最终让疾病未能得到及时正确的处理。

最后，要掌握正确的锻炼方法。部分病人尽管知道锻炼的重要性，却不懂得选择正确的锻炼方法，以致病情加重，比如腰椎滑脱的并不适合做飞燕式（参见第155页）。

龙氏正骨，守护您的脊柱

临床上治疗脊柱相关疾病的方法层出不穷，我们可运用正骨推拿、针灸、小针刀疗法、理疗、康复训练等方法来治疗脊柱相关疾病。当然，还须根据患者的个体情况选择合适的方法。

❶ 龙氏正骨

经过了大量的临床实践证实，龙氏正骨手法对纠正脊椎关节错位、软组织损伤、关节滑膜嵌顿、椎间盘突出等病症具有非常好的疗效，具有稳、准、轻、巧、安全有效等特点，从而深受广大病友欢迎。

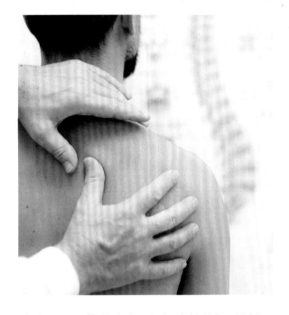

正骨复位的同时选择适宜的辅治法也至关重要，与主治法同用，能起到相辅相成、事半功倍的效果。常用的辅治法包括前面所说的针灸、小针刀疗法、物理治疗，还有水针、中药内服、浮针、拉伸等疗法。医者应针对具体的患者，根据病情的轻重缓急，秉承"分期优选"的治疗原则，选择2～3种最合适的治疗技术，疗效显著。

此外，患者与医生之间也讲究缘分。医疗团队的水平良莠不齐，各有千秋，这就要求大家在求医问诊的时候，审慎地选择适合自己的医生。治疗脊柱相关疾病，对医生提出了较高的要求，不但要清晰明了人体解剖结构，包括肌肉附着点、神经走向等，还要熟练掌握诊治方法，更重要的是，要懂得指导患者如何锻炼。

"无诊断，不治疗"，任何有效的治疗都建立在精准的诊断上。龙氏正骨手法主张"三步定位"，通过神经系统定位、触诊、影像学，做到诊断明确、定位准确，减少漏诊、误诊。

❷ 举个案例

黄某因为反复头晕来就诊，查头颅CT、磁共振结果显示都是正常的，若对症处理，这个患者的病情可能会得到缓解，但仍存在反复发作的问题。而如果运用三步定位诊断法，首先通过结合神经系统定位，再触诊发现患者颈椎某节或某几节棘突存在偏歪，体格检查显示一些病理征阳性，最后让患者去拍颈椎X光。结合以上三步，我们就不难发现，她是颈椎病引起的颈源性眩晕。此时我们再根据颈椎椎体错位类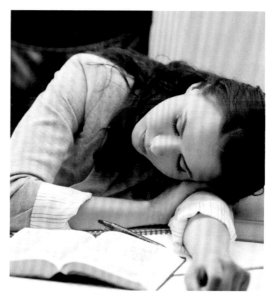

型，优选最适宜的正骨手法及相关辅治法，并教会患者合理的锻炼方法，交代平日里的宜忌，纠正不良生活习惯，改善体态。治疗几次后，头晕症状就会明显好转，甚至消除。

通过这个案例我们不难看出，治疗的难点其实是诊断，诊断精准、明确，然后对症下药，不但可以大大减轻病患痛苦，同时也节约了患者的时间、精力、金钱，还能增加他们的信心，增强对医生的信任度，更有利于疾病的治愈。

医生的职责不仅仅在于治病救人，还有一点就是要引导患者，引导他们改掉坏习惯、养成好习惯，引导他们如何保健。要想成为一名靠谱的好医生，一定要终生学习，活到老，学到老，对患者负责，对自己负责！我们编写本书的目的，就是希望告诉大家，很多时候，你们以为久治不愈的"疑难杂症"，通过常规治疗疗效欠佳，可以通过调理脊柱来攻克。只要找对医生，找准正确的治疗方法，您会发现，自己的老毛病在不知不觉中已经被治好了。

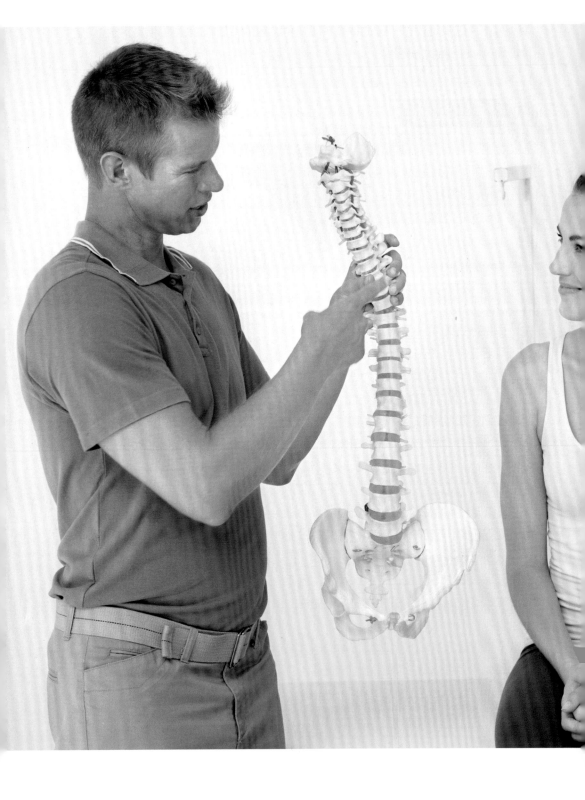

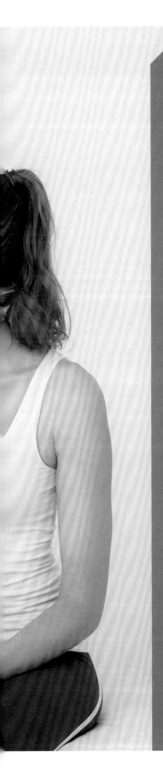

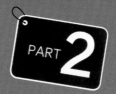

PART 2

颈椎生出百样病，居家防治有办法

对于伏案工作者，脖子不舒服或许是一件习以为常的事情。随着手机的广泛普及，低头族成为这个时代的一大特色，这也诱发了更多的颈椎疾病。说起颈椎疾病，大多数人脱口而出的是脖子酸痛、僵硬等，但您可知道除了这些，还有哪些疾病与颈椎有关呢？本章就向大家介绍与颈椎息息相关的各种疾病。

解开头痛 十年之谜

① 十年头痛不能愈，颈椎复位显奇效

头痛是最为常见的症状之一，常是多种疾病的先兆症状和临床表现，病因多种多样，外感或内伤均可引发头痛。而颈椎小关节错位压迫和刺激颈部神经所诱发的颈肌痉挛，椎间盘病变引起的神经根压迫，颈部肌肉持续收缩引起的供血不足等，也都是导致头痛的原因。下面为大家介绍一例头痛了十年的案例：

问

病例 陈女士今年 62 岁，反复头痛已有近 10 年时间，一直四处寻医治疗却时好时坏。近 5 天来头痛加重，实在难以忍受，陈女士便听了朋友的介绍来到广东省第二中医院找我。初诊时见到陈女士精神疲倦，表情痛苦。我详细问诊后，帮她做了体格检查，发现左侧枕颞部疼痛，按压时有明显的放电感，颈部左侧屈时症状也会加重，左侧颈 1 到颈 2 横突以及关节突都有明显的压痛。看了她颈椎的 X 光片，我更明确了自己的诊断。为陈女士颈椎做了龙氏正骨手法复位后，她当场就觉得头轻松了不少，头不痛了，颈椎活动也自如了。

答

范教授解答 陈女士的这种头痛是颈椎错位压迫神经所致。枕大神经、枕小神经、第三枕神经等分布于头上的神经，从颈椎发出，如果颈椎发生错位，对这些神经产生压迫，就会产生相应部位的疼痛。这种颈源性的头痛在临床上非常常见，但往往由于知识结构的问题或其他方面的因素，颈源性头痛并不为很多人所知道，从而导致许多病人走了不少弯路。

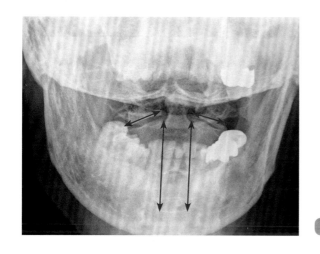

陈女士的Ⅹ光片图

② 头痛不宜止痛，得把病因寻

随着生活节奏的加快，越来越多的人都饱受头痛的煎熬，这无疑会给自己的正常生活与工作带来很大的困扰。引起头痛的原因很多：有的人受了风寒会头痛，有的人来月经时会出现头痛，有的人休息不好也会头痛，甚至有的人一生气就出现头部剧烈疼痛等。

目前大多数头痛患者，在头痛发作时会优先选择止痛药，因为止痛药能迅速缓解疼痛。但很多时候，药效过后，头痛复发，长此下去，就会进入不吃药头痛不消的循环圈了。其实，痛是人体进行自我保护的一种机制，是人体的一种自我防御信号，它向我们提示我们的身体出了问题，迫使我们去寻找病因所在，而并非快速地通过止痛药把疼痛掩盖了，这样反而会加重病情。

③ 专家助你巧鉴别

颈源性头痛只是众多头痛中的一种，临床上还有多种原因导致的头痛，有些头痛甚至是头颅的器质性病变引发的。因此，如果发生头痛，可以优先到神经内科就诊，排除颅脑方面的问题。切忌发生头痛时，还没查明病因就迅速止痛。要在明确诊断的基础上，再选用相应的治疗方法。

面对头痛，第一是诊断，第二是治疗思路，第三才是治疗方法。如果您患上了头痛，排除了器质性的问题，可以到脊柱专科看看。

手臂麻木，病根在颈部

① 手臂麻木，颈椎出错

引起手臂麻木较常见的疾病就是颈椎病，随着年龄的增长，人体内众多器官都会发生退行性变。颈椎间盘发生退行性变以后，往往会导致颈椎间盘突出或关节突增生或肥大，这些突出的颈椎间盘或增生的关节突压迫邻近的颈神经时，就会出现手臂、手指麻木及感觉异常等问题。

问

病例 周先生是一名点心师傅，擅长制作各类西餐点心，但最近，一件事让周先生感到头疼不已。从半个月前开始，周先生右手臂半夜会发麻。起初，周先生还不太重视这个问题，觉得跟最近天气变凉有关。直到有一次在制作糕点时，右手臂麻木发抖，以至于做不了精细的雕刻工作，周先生才意识到问题的严重性。于是，在朋友的介绍下，周先生来医院找我看看。

答

范教授解答 详细地给周先生做了体格检查，我发现他的颈椎有轻微的右侧弯，双侧颈部肌肉紧张，右侧臂丛神经牵拉试验（＋），再结合他的职业和颈椎的X光片，我判断他是颈椎错位压迫神经导致的右手臂麻木。我当场予以龙氏手法复位，叮嘱其平时注意劳逸结合和适当的功能锻炼，经几次治疗后，右手臂麻木完全消失了。

② 手臂麻木的背后机理

颈椎是由七节椎体组成，椎体之间有左右两个椎间孔，神经就从这些孔发出。当颈椎的生理曲度发生改变或椎体发生错位时，椎间孔的间隙变窄，容易对通过的神经根产生压迫，从而导致神经的异常感觉，出现手臂麻木。这种情况下，我们需要做的便是通过手法复位，把椎体的相对位置调正，保护其中的神经不受到激惹。

③ 专家助你巧鉴别

临床上，引起手麻的原因有多种，比如腕管综合征、脑卒中、糖尿病、末梢神经炎、颈椎病等，当然，也有些是因某种动作或某种姿势触碰了神经，而发生的一过性手麻。这些我们该如何分辨呢？

首先，我们得明确，手麻并不是一个病，它只是一个症状，通过这个症状找到背后的原因才是重点。手麻有可能是某些重大疾病发病前的征兆，所以我们不能掉以轻心。下面我教大家简单地分辨一下，生活中一旦发生了手麻，你要怎么判断可能是哪种原因导致的，之后要如何及时地处理。

腕管综合征出现的手麻，一般是手掌区域发生麻木，以拇、食、中三指为主，跟腕关节的使用过度有很大的关系，比如经常使用电脑。用一只手辅助病患手的腕关节过度后伸，如果能引发手指的麻木，这时就要强烈怀疑是不是患上了腕管综合征。

脑卒中又称中风，说起来可能人人都觉得很害怕，毕竟一旦患上了这个病，对生活的影响很大。脑卒中发生的前兆，一般会有突然的头晕、一侧肢体的麻木、暂时性的说话不清、一侧手脚突然间没有力量等。如果出现了以上症状，应立刻去医院就诊，容不得耽误半分。

糖尿病周围病变、末梢神经炎这两种病也有手麻的症状，不过，它们的手麻症状是对称性发作的，不会局限在一只手臂上。另外，糖尿病周围病变导致的手麻，病人本身就有糖尿病周围病变病史，这一点可以鉴别。当然也会有一种情况就是，患了糖尿病周围病变，同时也得了颈椎病，这时需要专科医生来鉴别一下了。

在这个电子产品日益丰富的社会，颈椎病导致的手麻是非常常见的。神经根型颈椎病，症状除了手臂麻木之外，一般还伴有颈部酸痛不适、颈部活动受限，适当休息或锻炼后可得到缓解。

苦不堪言的 **颈源性肩周炎**

1 慢性肩痛烦恼多，颈椎复位把痛消

在很多人看来，肩膀痛就是肩周炎，甚至有不少的医生也把搞不清楚的肩痛都统统归类到肩周炎，以致肩周炎成了众多肩痛的"避难处"。那么，肩周炎就一定是肩痛的罪魁祸首吗？答案是否定的，下面我们来看看一个病例：

问

病例

肖先生今年 65 岁，武汉人，在广州帮忙带孙子，因右肩疼痛加重导致彻夜难眠，前来医院找我就诊。肖先生叹息道，肩痛已持续大半年了，现在更是吃不好睡不着，实在痛得受不了就吃点止痛药，这段时间止痛药也不顶用了。这半年来，陆陆续续看了不少医生，一直当肩周炎在治，吃药和针灸理疗都试过了，也没见什么效果，表示心理压力很大，人也苍老了不少。经过询问得知，肖先生起初只是脖子痛，经邻居介绍就去小区按摩店按摩了一段时间，脖子痛倒是好些了，但右肩渐渐开始出现疼痛，右上肢外展和上举时疼痛加重，其间并没有外伤史。

答

范教授解答

听完肖先生的讲述后，结合脊椎病因学神经定位诊断的有关知识，我考虑到他的肩痛可能跟颈椎有关，便开始给他做体格检查：颈部及右肩广泛压痛，以颈 3 至颈 6 椎旁压痛明显，右侧的斜角肌紧张，颈椎活动受限，右侧肩关节外展、后伸明显受限，右侧三角肌明显萎缩。外院颈椎 MRI 提示：颈椎退行性变，颈 3/4、颈 4/5、颈 5/6 椎间盘突出。右肩 MRI 提示：未见明显异常。综上可知，肖先生的肩痛原来是

颈椎错位压迫神经导致的，之前的治疗都是针对右肩局部进行的，自然效果不佳。

对于该患者的治疗，主要采用手法复位纠正颈椎钩椎关节错位，使疼痛得到迅速缓解，同时兼顾肩关节局部的治疗。经过几次治疗，患者肩痛明显缓解。

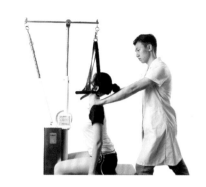

② 颈源性肩痛的机理

在临床上，颈椎病的症状多种多样，常见的有头晕、头痛、手臂麻木等，此外还有肩膀疼痛。这是因为支配肩部肌肉的神经是从颈椎发出的。如果颈椎发生了错位，或局部有慢性损伤，导致相应的神经受压，就会使这些神经支配的区域发生感觉或运动的障碍，从而导致肩部肌肉力量不足而产生损伤，出现疼痛。因此，治疗的关键点在于颈椎，而非肩部。

③ 专家助你巧鉴别

颈源性肩痛跟肩周炎的发病机制是不一样的，治疗的思路也不一样。如果诊断有误，治疗效果肯定是无法保证的。那如何鉴别两者呢？

所谓肩周炎，俗称"五十肩"、"漏肩风"、"冻结肩"等，是肩关节周围肌肉、韧带、肌腱、滑囊、关节囊等软组织损伤、退变而引起的关节囊和关节周围软组织病变的一种慢性无菌性炎症。

简而言之，肩周炎是肩关节本身的病变，一般会有肩痛、活动受限、怕冷等表现。而这个病好发于50岁左右，女性发病率略高于男性。临床上，肩周炎好像变成了一个肩痛的"集大成者"，包罗了所有肩部疼痛，概念比较笼统、模糊，因此临床上误诊的情况可不少。总而言之，肩周炎可以表现为肩膀痛，但并不是所有的肩膀痛都是肩周炎。

颈源性肩痛，除了表现为肩膀的疼痛外，还伴有颈部的症状，比如颈部肌肉僵硬不适、颈部活动受限等。两者不难鉴别。

头晕 的祸根在颈椎

① 头晕须考虑颈椎问题

现今，头晕已经成了一种大众病，并且越来越趋于年轻化，很多人饱受头晕之苦。每每出现头晕症状，大家都会首选去神经内科或者心血管科就诊，担心自己是不是得了心脑血管病。然而，并非所有的头晕都是心脑血管疾病引起的。下面为大家讲一个案例：

问

病例

一天，周先生和往常一样，走路上班。突然背后有朋友跟他打招呼，他于是回头看了一下，不料却头晕得厉害，感觉头重脚轻，脚站不稳。在朋友的帮忙下，他坐在地上，一动也不敢动。

休息片刻，头晕依然没有改善，于是他赶紧去医院急诊看看，担心脑袋出了什么问题。检查结果出来提示头颅没有大的问题，急诊科医生予以疏通血管，改善脑供血药物治疗。点滴打完后，周先生还是感觉头晕。自己还不到 30 岁，血压、血糖等指标也正常，究竟自己是哪里出了问题才导致头晕的，周先生百思不得其解。在朋友的推荐下，周先生便过来找我看看。

答

范教授解答

周先生来找我时是在朋友的搀扶下，步履蹒跚地走进我的诊室。我详细问诊，得知他近一周来工作非常忙碌，经常熬夜加班，睡眠时间不足，脖子酸痛不适。触诊周先生颈椎，双侧肌肉紧张，左颈 1、颈 2 横突压痛明显，再拍颈椎 X 光片可看出寰齿间隙不等宽。于是我考虑周先生是寰枢关节错位所致的颈源性头晕，当场予以龙氏手法复位颈椎，周先生立刻感觉不头晕了，看东西也清楚多了。

② 颈椎病是头晕的常见原因

对每个人来说，患上头晕是件非常可怕的事。一旦头晕，我们不得不放下手头上的工作，寸步难行，感觉非常没有安全感。导致头晕的原因比较复杂，比如头颅的问题、心脏或者颈椎的问题等。但对于现代社会的大部分人，颈椎病往往是主要原因。随着低头一族的日益增多，颈椎病不再是中老年人的"专利"，颈椎病的低龄化和普遍化已经到了让人瞠目结舌的地步。

长时间低头，颈椎后面的肌肉长期处于紧绷的状态，容易发生劳损，并且肌肉的弹性不能得到很好的恢复。颈椎正常的生理曲度是凸向前面的，但长时间低头或高枕头睡姿容易使颈椎的曲度发生改变，变直甚至是反弓。

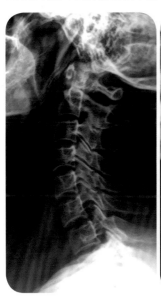 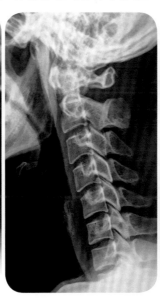 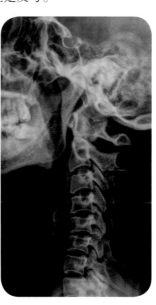

颈椎曲度正常　　　　　颈椎曲度变直　　　　　颈椎曲度反弓

③ 专家助你巧鉴别

颈椎的生理曲度是维持颈椎稳定的一个非常重要的因素。这种生理曲度一旦改变，颈椎将变得不够稳定而容易发生错位，从而挤压椎动脉或压迫交感神经导致头晕的发生。因此，一旦发生头晕，且之前又有脖子酸痛不适，此时，就应该高度怀疑是不是颈椎病犯了。

好脊柱让你远离 高血压

① 奇怪的血压变化

从脊椎病因来看，当颈部受到外伤、风寒侵袭，或颈部退变时，颈椎的平衡会被破坏，局部组织松弛、痉挛，直接或间接地刺激颈交感神经和椎动脉，进而引起脑组织供血不足，导致血压异常。

问

病例 郭先生是电视台的一名退休职工，最近刚从苏杭游玩回来，就感觉脖子酸痛不适，偶有头晕眼花。用血压计一量，高压竟飙到了160多。郭先生吓了一大跳，以前血压可从来没有这么高过，于是连忙赶到医院就诊。经过一系列的问诊及检查，心内科医生考虑他得了高血压，给他开了降压药。连续服用了几天后，血压已控制在正常范围内，郭先生稍感放心。

过了几日，再次测量血压，发现高压还是160多，郭先生就纳闷了，明明每天按时吃药了，怎么血压还是那么高呢？他决定再量一次，这一次，他仰头望天花板，不敢看血压计上的数值，结果却显示高压130多。郭先生不明白了，为何两次血压相差如此之大？于是反复试了好几次，他发现了一个规律：低头量血压偏高，仰头量血压恢复正常。难不成血压和脖子有关系？带着这个疑惑，郭先生在朋友的介绍下，来医院找到了我。

答

范教授解答 郭先生刚走进我的诊室，就迫不及待地拿出电子血压计，给我演示低头与仰头量血压，显示两者血压有明显差异。从郭先生的演示来看，他的高血压的确和颈椎有关系。接着，我给郭先生做详细的体格检查。触诊得知，郭先生双侧颈肩部肌肉紧张，右侧颈1、颈2横突有压痛，指下感觉摸出颈椎有错位，颈椎X光片也显示颈椎生理曲度反弓，寰枢关节间隙不等宽。经龙氏三步定位诊断，我判断郭先生是由于颈椎错位压迫神经血管所致的颈源性高血压。于是，我给郭先生的颈椎行龙氏手法复位。复位后，郭先生低头再量血压，血压正常了。

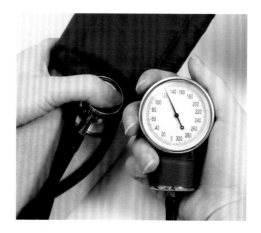

② 颈椎错位，血压"被迫"升高

颈椎是怎么导致血压异常的呢？从结构上看，颈椎上承头颅，下连躯干，是沟通大脑与心脏的血管所通过的桥梁。其中，神经分布也很丰富，可谓牵一发而动全身。

随着年龄增长，我们的颈椎慢慢地发生退行性改变，骨关节周围的韧带和肌肉的力量在慢慢地下降，导致颈椎的稳定性也在逐步下降。这时，一旦头颈的位置发生改变时，骨质增生的椎体部分或错位的椎体就容易刺激旁边的椎动脉或颈交感神经节，导致椎动脉痉挛，引起椎-基底动脉系统供血不足，反射性地使血管运动中枢兴奋性增高，从而引起高血压。

而这一类高血压也以中老年人为主，男性高于女性。临床上，颈源性高血压或高血压合并颈椎病的患者，是非常常见的。

③ 专家助你巧鉴别

作为普通百姓，如何鉴别自己得的是真正的高血压还是颈椎问题导致的"伪高血压"呢？其实，颈源性高血压是有自己显著的特征的。

真正的高血压往往是血压高了，继而引发头晕头痛等症状；而颈源性高血压则相反，往往是先出现颈肩部酸痛不适、颈部活动受限或头晕头痛等颈椎病的症状，或是颈椎不稳定的因素出现之后，患者的血压才会发生异常改变。当颈椎病的症状得到缓解或颈椎稳定下来后，血压就会平稳下来。

抑郁 原来是颈椎出问题

① 突然抑郁，可能是颈椎问题

　　很多患者甚至是医生都非常怀疑：颈椎病真的会引起抑郁吗？答案是肯定的，虽然这种情况较少，但在临床实践中我遇到过多起由颈椎病导致的抑郁病例。下面跟大家分享一个典型案例：

问

病例

　　小玲来自广州花都，正上高一的她突发脖子痛、头晕，有时伴胸闷、心慌，她以为是学习压力大引起的，就请了两天假回家休息。但小玲回家后情况并未好转，反而伴有烦躁、焦虑以及月经紊乱的情况。家人赶紧带她到当地医院就诊，医生说可能学习压力大、精神紧张所致，就开了一周的药给她服用，并让其继续休息。

　　吃了几天药，小玲的症状还是不见好转，依旧焦虑不安，甚至发展到少言寡语，难以与身边的亲朋好友正常交流。父母又带着她去多个医院看了多个科室，做了多种检查，都没有一个明确的诊断，医生怀疑她得了抑郁症，建议去精神病医院求治。听到要去精神病院，小玲的父母慌了，担心女儿一旦被人扣上精神病的帽子，以后无法正常生活。辗转求医两个多月无果，最后了解到我曾经治疗过类似疾病，小玲的父母又带着她来到我院找到了我。

答

范教授解答

　　经过详细检查，结合颈椎 X 光片和小玲的病史，我考虑她的情况是第 1 和第 2 颈椎错位，挤压交感神经引发的系列症状，属于颈源性抑郁症。我用龙氏正骨手法对小玲进行颈椎整复，配合针灸、微波等理疗，结束后小玲头晕胸闷的症状就明显改善。

小玲第二次复诊，X 光片显示她的颈椎基本复位，之前不适的症状已基本消失，整个人精神状态也很好，准备回学校上学了。如今随访半年多，此前症状未见复发。

② 为何患颈椎病却出现精神疾病的症状？

颈椎上段椎体错位可直接或间接刺激、牵拉及压迫交感神经传出纤维，导致交感神经功能障碍及失调。交感神经功能障碍会引起椎－基底动脉痉挛，颅内供血不足，进而导致脑动脉及神经内分泌等功能障碍，直接或间接影响神经递质的正常代谢，继而产生失眠、烦躁、记忆力减退、注意力不集中等颈源性抑郁症状。

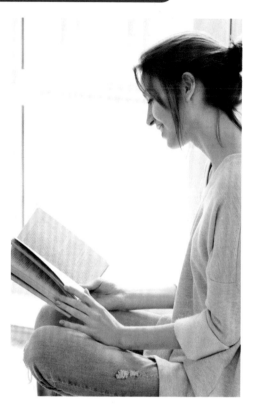

生活中，很多学生长时间看书及玩手机，大多存在颈椎问题。当颈椎错位压迫到交感神经出现一系列症状时，他们并不知道根源在哪里，容易漏诊、误诊。很多医生直接把他们的病症当成精神疾病来医治，开一些抗焦虑或者抗抑郁的药物，这不仅解决不了问题，而且会越治越严重。

③ 专家教你巧鉴别

如果你是抑郁大军中的一员，你怎么判断自己是不是颈椎问题引起的抑郁呢？其实，方法很简单，颈源性抑郁患者往往伴随着颈椎病的相关症状，例如颈部肌肉酸痛不适、头痛、头晕、手麻等。

乳房疼痛，不妨摸摸你的颈椎

❶ 乳房疼痛，竟与颈椎有关

大部分女性都有受乳房疼痛折磨的经历，不少人担心自己患了乳腺癌而惶恐不安。其实，造成乳房疼痛的原因很多，颈椎病就是"元凶"之一。临床上颈椎病引起的顽固性乳房疼痛并不罕见，称为"颈源性乳房疼痛"。

问

病例

30 多岁的黄小姐是一名会计职员，2 个月前开始感觉左侧乳房胀痛、胸闷，左手后伸时疼痛加剧。黄小姐很警惕地到医院拍了心电图，结果提示正常。黄小姐想着也许是穿的衣服太紧了，压迫局部导致疼痛的发生，于是黄小姐索性把内衣跟外套都换上比较宽松的。半个月过去了，左侧乳房还是胀痛。黄小姐尝试自我检查，还真发现左侧乳房有多个结节。想到身边有朋友患有乳腺癌，黄小姐赶紧去医院乳腺科检查清楚。

在乳腺专科进行了多项检查，结果查明黄小姐只是正常的乳腺增生，局部并无异常。然后专科医生给黄小姐开了一些疏肝理气的药物回去调理。服用一段时间后，黄小姐左侧乳房疼痛的情况并无缓解。万分焦虑之际，黄小姐经朋友提醒可能是个疑难杂症，介绍来医院找我试试看。

答

范教授解答

乳房疼痛会跟脊柱有关系？黄小姐带着这个疑问找到了我。黄小姐是一名职业女性，具备了现代低头一族的体态特点：头前引、耸肩、驼背。我给黄小姐详细做体格检查时发现，黄小姐双侧颈肩部肌肉紧张，左侧颈 5、颈 6 横突压痛明显，X 光片显示 C5、C6 有旋转式错位。黄小姐所描述的左侧乳房疼痛，实质上是左侧胸大肌疼痛。结合龙氏正骨三步定位诊断，我判断黄小姐是颈椎错位压迫神经所致的左侧胸大肌疼痛，而并非是乳腺等乳房组织的问题，当场对黄小姐予以手法复位。复位后，黄小姐的乳房疼痛症状立即消除了。

② 病人如何自查

虽然社会日益进步，医疗技术不断发展，治疗疾病的新技术、新手段推陈出新，但疾病却也不断在增多、复杂化。现代社会，基本上人人"谈癌色变"。一旦出现乳房疼痛，很多女性的第一反应就是到医院查查乳腺，生怕乳腺出大问题。

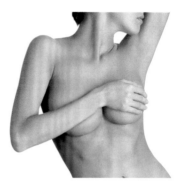

专家指出，临床上像黄小姐这类由颈椎导致的乳房疼痛并不常见，所以很多人容易忽视。其主要原因是颈肩部肌肉的慢性损伤、颈椎间盘突出或颈椎椎体错位等，压迫了来自颈 5 到颈 7 的胸外侧神经，引起了胸大肌的疼痛，而这种疼痛酷似乳房疼痛。这一类乳房疼痛，在临床上医者要明察秋毫，才不会误诊、漏诊。

③ 专家助你巧鉴别

那面对乳房疼痛，我们该如何分辨它是颈椎问题导致的，还是乳房本身的问题呢？专家指出，两者在症状表现上有明显区别。

颈源性乳房疼痛往往是慢性发作的，跟长期的固定化的姿势有关，且一般是单侧发生。除了局部疼痛外，一般还伴有颈椎病的相关症状，比如颈肩部肌肉的疼痛，颈椎活动受限，胸大肌有明显的压痛，或还有颈椎相应的神经受累的表现。通过拍 X 光片，可看到颈椎退变或颈椎椎体错位，而乳房检查无异常发现。

乳房疼痛在女性中相当常见，有月经期和怀孕期的乳房胀痛，有产后喂奶时乳腺导管不畅通引起的乳房胀痛，有女性情绪不稳定时引起的乳房胀痛，也有其他原因导致乳腺增生造成的疼痛。生理性乳房疼痛一般是对称性的，并且随着时间推移，大多可自行缓解；乳腺增生造成的疼痛，专科检查可以鉴别。

然而，当乳房突然出现持续性、针刺样或烧灼样的剧烈疼痛时，同时伴有乳房局部皮肤的病变时，就必须到医院专科检查清楚了。

登山踏青，且行且珍"膝"

❶ 下病上治，膝盖疼竟然是颈椎惹的祸

相信不少人都充满疑惑：膝盖和颈椎，两者一下一上，相隔甚远，怎么会有关联呢？其实，它们有着紧密的联系，当颈椎出现问题导致颈椎椎管狭窄、脊髓受压和缺血，引起脊髓传导功能障碍时，会有走路不稳、四肢麻木、关节疼痛等症状表现。

问

病例

丁先生今年 50 岁，平素爱爬山、跑步，半年前开始出现右下肢乏力伴右膝关节疼痛，于是到医院检查，膝关节 X 光片提示右膝关节骨性关节炎，予以口服消炎药和右膝关节局部针灸推拿等治疗，膝盖疼并无好转，呈进行性加重。这下子，丁先生急了，陆续找了多家医院就诊，均被诊断为右膝关节本身的问题，坚持长时间地治疗，可右膝盖疼就为不能缓解，外出走动时甚至还需要家人搀扶，真的是寸步难行。后经朋友介绍来医院针灸康复科门诊找我看。

初见丁先生，只见其身材魁梧，肌肉发达，一坐下来，丁先生便喋喋不休地诉说自己右膝盖疼半年、感觉治疗无望、生活不便的辛酸史。我在耐心地倾听丁先生陈述病情的同时，发现丁先生有明显的头前引、圆肩、驼背的姿态。这时，我问丁先生有没有脖子痛之类的症状。丁先生先是愣了一下，然后说有，接着就从厚厚的一叠片子中抽出颈部的核磁共振片。原来丁先生半年前开始出现脖子酸痛，偶伴右上肢麻木的症状，去做了颈部 MRI 检查。但后来脖子没怎么酸痛不适，反而右下肢稍乏力，右膝盖疼起来了。这一直让丁先生很疑惑。

答

在听完丁先生的病情描述后，我接着给丁先生做了详细的体格检查。见丁先生右侧臂丛神经牵拉试验（＋），右侧霍夫曼征（＋），触诊颈椎有多节椎体偏歪，同时，右下肢肌力Ⅳ级，屈髋和伸膝比较乏力，右膝关节前方和内侧压痛明显。丁先生颈部MRI提示多节颈椎间盘突出伴脊髓受压。因此，我判断丁先生除了右膝关节骨性关节炎外，还患有脊髓型颈椎病。因为颈3/4、4/5、5/6、6/7椎间盘突出，脊髓受压，引起右下肢相应肌群力量不足，导致右膝关节稳定性不足，进而关节磨损增大而出现疼痛。所以，丁先生的右膝疼的病根在于颈椎，右膝盖本身也是"受害者"。

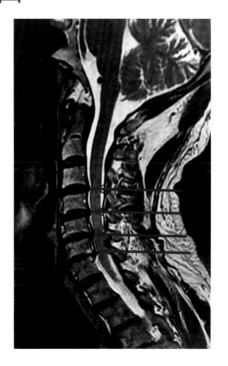

② 专家助你巧鉴别

丁先生右膝盖疼痛，考虑到其平时喜欢爬山、跑步，加上右膝关节的X光片提示有骨性关节炎，我们很容易会把目光盯在膝关节上，认为就是右膝关节本身的问题导致的。可认真分析一下，我们会感到疑惑：为何丁先生只出现右膝盖疼，而左膝盖正常呢？另外，丁先生作为一个右撇子，平时右侧肢体使用较多，力量应该比左侧强才对，但事实上丁先生右侧屈髋和伸膝的能力却比左侧还差。所以，导致丁先生右膝盖疼的原因，不在于膝！我们要通过现象看到疾病的本质。

人体是一个精密的整体，身体各部分相互联系，相互影响，环环相扣。当一个部分出现问题时，身体会像多米诺骨牌一样出现连锁反应，但疼痛明显的部位却不一定就是疾病的根源。此刻，我们要有整体观念，把发生疾病的"元凶"找出来并消除掉。

耳朵嗡嗡响，是你颈椎不好

① 颈椎与耳鸣的关系

颈椎病症状表现多种多样，有的会表现出头晕头痛，有的表现出手麻，有的则会出现心慌胸闷等症状。有不少患者看过我的微信文章后问我："范教授，既然颈椎病会引起那么多的毛病，那么耳鸣和颈椎病有关吗？"让我们先来看看下面的一个病例：

问

病例 陈先生是一名银行职员，由于工作经常加班，老早就患上了颈椎病，脖子经常性酸痛不适。陈先生也定期去医院做些理疗，能得到一些缓解。但最近颈部肌肉僵硬不适感又来了，不仅如此，右耳还出现了耳鸣。他急忙到耳鼻喉科就诊，经过检查，耳朵本身并无明显异常。专科医生建议他减轻工作压力，适当多休息。在休息了半个月后，陈先生耳朵还是响个不停。最后在朋友的介绍下，他来到医院找我。

答

范教授解答 对于绝大多数人而言，我们专心学习或工作时，都需要安静的环境。但是，如果患上了耳鸣，周围环境即便再安静，我们的耳朵也会不自觉地出现"嗞嗞"或"嗡嗡"或"嗌嗌"的耳鸣音，严重者连晚上睡觉也不得安宁，极大地影响了生活的质量。当然，导致耳鸣的因素有很多种，就颈源性耳鸣而言，其机理主要是颈椎的急慢性损伤和退行性改变，导致颈椎椎体发生错位，压迫了相应的神经根和血管，使内耳血液循环出现障碍，因而引起耳鸣声。因此，治疗颈源性耳鸣首先就是要治疗颈椎病，颈椎病治好了，耳鸣这个烦人的问题就迎刃而解了。

② 颈源性耳鸣，为什么诊断不对？

我们常说："无诊断，不治疗！"疾病只有在确诊了病因的前提下，才有希望被彻底治愈。临床上，以耳鸣为主要症状的颈椎病往往会被误诊为其他问题。这是由于：

①颈椎病的复杂性及临床症状的多样化，以耳鸣为主的颈椎病的比例相对偏低，容易造成对这个病的忽视。

②造成耳鸣的原因有多个，且病因复杂，首诊医生容易受本科定势思维的影响，如果患者仅仅是出现耳鸣，并无颈痛不适、头痛等其他症状，很有可能忽略了对颈椎病的考虑，以致延误诊治。

③患者本身并没有足够的重视。在患病初期，简单认为是工作压力过大或睡眠不足引起，也没有选择去就诊。

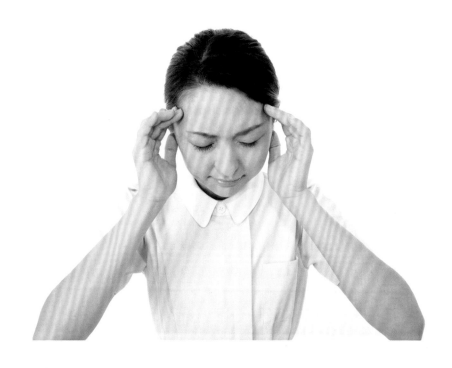

视物模糊，也许是颈椎问题

① 视物模糊，乃颈椎惹的祸

常言道，眼睛是心灵的窗户。从医学角度而言，眼睛能反映出一个人的身体状况。医学上有"眼脊运动"的概念，视力与颈椎之间的关系密不可分，为治疗眼部疾病提供了新思路。最近碰到了一个特别的案例，视物模糊从颈椎入手治疗。

问

病例

王先生是一名企业高管，自两个月前开始，老感觉看东西不清，即便用力眯着眼看，还是看不清，有时还会感到头晕。王先生回想两个月前，曾到东南亚各国出差。工作之余，曾到海边玩，并下海潜水了，以为是紫外线太强，不慎灼伤了眼睛。回国后，就自行买眼药水滴眼，症状似乎有所好转。过了一段时间，由于工作经常加班开会、外地出差等，视物不清的现象又出现了。这回，王先生索性到医院眼科看看，查查眼睛到底有没有问题。岂料专科检查也没发现异常。眼科医生考虑可能是工作压力大、睡眠不足导致看东西不清楚，于是给他开了一些安神补脑的药物。但服用一段时间后，并无明显改善。后来在朋友的推荐下，王先生找到了我。

答

范教授解答

问起病史，我发现他既往就有颈椎病病史。国外出差那段时间，王先生经常乘坐飞机、汽车等，路上颠簸不断，颈椎很不舒服，无奈条件有限，并未及时治疗。我仔细触诊王先生的颈部，发现颈1、颈2横突有明显的压痛，枕下部的肌肉非常紧张。配合颈椎X光片，我判断王先生双侧眼睛视物不清是由颈椎错位压迫神经引起的。随后，我用龙氏正骨仰头摇正法和低头摇正法为王先生进行了手法复位。复位后，王先生顿感眼前一亮，双眼感觉"重见光明"一般。

② 背后的机理：眼脊相连

眼睛跟颈椎之间有着怎样的关系呢？我们自己不妨做个试验来感受一下它们俩的联系。我们把双手放在头的两边，拇指轻放在耳后乳突后方的枕骨下的肌肉上。然后我们闭上眼睛，左右或上下移动眼睛，这时我们可清楚地感觉到拇指下细微的肌张力的变化。医学上，我们称之为眼脊运动。这些肌肉里含有大量的张力感受器，协调了眼球运动，而这些肌肉张力的变化会对眼睛产生影响。因此，如果颈椎1、2节发生错位，导致这些肌肉发生张力的改变，就会影响眼睛的功能。另外，颈椎发生错位，压迫相应的神经，导致眼睛的血液供应不足，也会出现视物不清的症状。

③ 专家有话说

拥有良好的视力，是我们能正常工作、生活的基本保证之一。而随着社会的发展，电子产品的日益丰富，"视力不好"的人群却越来越多了。对于学生党而言，除了电子产品外，繁重的学业背后的不良姿势，引发了颈椎错位，导致了眼脊运动的障碍，都是很重要的因素。下面给大家一些建议：

①劳逸结合。视觉疲劳，不单单是眼睛本身的疲劳，也提示了神经、肌肉方面的劳累。如果神经、肌肉长时间出现疲劳，局部就会发生慢性损伤，久而久之，颈椎病就会发生。到时颈椎病犯了，可能又会加重视觉疲劳，进入一个恶性循环。

②注重眼睛局部的放松。长时间学习或工作，我们的眼睛会感到疲惫，甚至发困到睁不开眼睛。此时，我们不妨停下手头上的活，眼睛望望远处，听听音乐，然后做一下眼保健操，同时也会让紧张的大脑得到放松。

③注意颈椎的保暖和锻炼。一般情况下，我们的颈椎基本上是裸露在外面，没有衣物的遮挡。炎炎夏日，在室内，颈椎不但没受到衣物的保护，反而还受到空调冷空气的侵袭，颈椎的肌肉就非常容易发生痉挛，长期下去必然导致颈椎病的发生。因此，我们要适当地让颈椎得到保暖，同时还要按揉一下紧张的肌肉，保证气血的畅通，避免颈椎病的发生。

从中医来讲，一个人的精气神要足，而反映这精气神的很重要的一个窗口就是我们的眼睛。视力模糊，不一定就是眼睛本身出了问题。当然，如果有视物不清或眼前出现飞蚊子等情况，应先到专科检查。若眼科专科检查无异，这时不妨到脊柱专科看看，也许你的视物不清就是颈椎错位引起的。

颈椎是 **失眠** 常被忽略的原因

❶ 多年失眠病难医，竟皆因颈椎错位起

人的一生大约有 1/3 的时间是在睡眠中度过，充足的睡眠可以帮助身体更好地恢复体力，以更饱满的精神状态开始一天的生活和工作。而失眠不仅让人精神不济，给工作和生活带来不便，还会引起其他各种健康问题。

问

病例 林女士今年 57 岁，中山人，经熟人介绍找到我。她来的时候一脸的憔悴，黑眼圈很明显，看起来毫无精神。我询问起她的病史，原来她失眠已有两年，一到晚上就特别难受，夜深人静大家都美梦正酣，她却辗转反侧，即使睡着了也只能睡两个小时左右。晚上睡眠不好，第二天就没精神，生活质量大大地下降，林女士整个人都有点焦虑了。她在当地已经看了多家医院，导致失眠的病因还不是很明确，后来又去到北京的一家有名的医院才确诊是颈椎病。但是经过 20 天的治疗，效果也是反反复复，后经朋友介绍来找到我。

答

范教授解答 我听完林女士的讲述后，认真地给她做了体格检查：颈椎活动受限严重，喉咙有异物感，颈 2 到颈 5 右侧的颈椎横突和关节突压痛（＋），颈 5、颈 6 棘间压痛（＋），右侧斜方肌和前、中斜角肌紧张、压痛（＋）。林女士颈椎 X 光片提示：第 5 颈椎后滑脱。我判断林女士是由于颈椎椎体错位导致的失眠，即"颈源性失眠"，运用龙氏正骨手法为林女士进行手法复位，并指导其进行有效的颈椎功能锻炼。治疗一个疗程后，林女士的失眠症状大大改善，晚上能一觉睡到天亮。

② 颈椎病——可能是被忽视的失眠主因

临床上，很多失眠患者通常是找神经内科的医生看病的。如果没发现器质性的问题，患者本身又表现得比较紧张，医生往往会诊断为"神经官能症"，给予患者一些安眠甚至是抗抑郁的药物服用。患者最终离不开药物，晚上不吃药就睡不着觉。

其实，如果能发现这类患者是颈椎问题导致失眠的话，只要把颈椎病治好了，是完全可以摆脱对药物的依赖的，实现真正意义上的"一觉到天亮"。在我们颈椎的旁边，有三个交感神经节，分别是颈上神经节、颈中神经节和颈下神经节。如果颈椎发生了错位，对邻近的交感神经节产生刺激、压迫，就会引起交感神经兴奋，打破交感神经和副交感神经两者之间的平衡关系，导致失眠。

因此，针对此类失眠患者，要做的往往不是内服药物，而是尽快把颈椎病治好！

③ 失眠患者自我检测

随着社会的发展、都市生活的丰富，越来越多的人偏向于晚睡，甚至有的人因为职业的原因，是"日出而眠"。不规律的生活方式，引起了交感神经紊乱，导致现在失眠的人数不断攀升。如果你失眠，你怎么判断自己是不是颈椎问题引起失眠呢？其实，方法很简单，颈源性失眠往往伴随着颈椎病的相关症状，如颈部肌肉酸痛不适、头痛、头晕、手麻等。

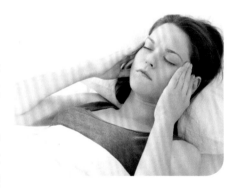

当然，也有少部分人是颈源性失眠，却没有颈椎病相关的症状表现，而这类患者往往是最容易被漏诊、误诊的。虽然暂时没有相应的颈椎不舒服的表现，但他们往往是颈椎病的潜在人群。像长时间玩手机的低头一族、办公室的久坐一族、公交上的瞌睡一族等，不良的姿势或行为习惯非常容易导致颈椎发生错位，从而刺激到交感神经，引起失眠。

拔牙 "拔出"颈椎病

① 拔牙来解痛，不料却惹祸

　　如果你是一名牙疼患者，吃消炎药久治不愈，那么在确定要拔掉"坏牙齿"之前，先看看自己有没有颈部酸痛或头痛头晕等颈椎病的症状。如果有，也许导致你牙疼的原因不在于牙齿，而是颈椎病。

问

病例

　　患者是一位40来岁的女性，来的时候一脸痛苦、茫然，向我讲述了她的心酸经历。原来，罗女士已经牙疼了两年多，口腔科医生说罗女士是右下智齿牙龈发炎，虽然吃了消炎止痛药有所缓解，但时好时坏，断不了根，后来索性到口腔科把"有问题"的智齿拔掉，结果拔牙后出现右侧头面部麻木、疼痛，右耳耳鸣，咬东西使不上力，下巴还歪向了一边。罗女士不单牙疼没治好，还出现了更加难受的症状，她内心快要崩溃了。后经朋友介绍来找到我。

答

范教授解答

　　我在做了详细的问诊和检查后得知，患者长期患有颈椎病，双上肢麻木好久了，于是叫患者去拍了颈椎X光片。片子显示多节颈椎有错位，寰枢关节错位尤其明显。接着我就用龙氏正骨手法为罗女士进行了手法复位。她当即感觉轻松了，对着镜子看了一下，牙齿咬合正常了，下巴竟也没那么歪了。

② 真牙疼不可怕，"伪牙疼"才要命

牙疼，在口腔科牙齿疾病中非常常见，一般还伴有牙龈红肿、遇冷热刺激痛、面颊部肿胀等症状。牙疼大多数是由牙龈炎、牙周炎、蛀牙等牙齿本身的问题而导致牙髓感染所引起的。这类牙疼用药物治疗可很好控制住，严重的话，口腔科医生也能很好地解决。但有一类牙疼，可不是口腔科医生所擅长处理的，那就是颈椎病导致的牙疼。

我们知道，三叉神经的上颌支和下颌支的感觉纤维分布于各牙、牙龈，而三叉神经在颈部的走行距离短，路线隐蔽，一般不会受到颈椎的影响。当我们的颈椎严重退行性变或明显错位时，会压迫位于颈椎横突前面的颈交感神经节，异常刺激进而传到三叉神经脊髓核，再由三叉神经下颌支传到牙槽，使牙出现严重的疼痛。三叉神经下颌支还支配咀嚼肌，当两边的神经受到不同刺激，引起两边咀嚼肌肌力不平衡，会导致牙齿咬合不对位。在这样的情况下，牙齿本身是没有病变的，贸然把牙齿拔掉的话，症状当然不会好转。

③ 专家支招

①不是哪里痛，就是哪里有问题，要找准病因。如果你是一名牙疼患者，吃消炎药久治不愈，在确定要拔掉"坏牙齿"之前，先看看自己有没有颈部酸痛或头痛头晕等颈椎病的症状。如果有，也许导致你牙疼的原因不在于牙齿，而是颈椎病。这时，你最好先到康复科或颈椎病专科看看。有可能你的颈椎病好了，牙疼也不犯了。

②日常生活需要注意姿势。导致我们牙疼的原因即便是牙齿本身，在我们洗头、按摩或拔牙时，一定要注意我们颈椎的姿势，在过度后仰、旋转或搬动中，我们"脆弱"的颈椎很容易发生错位，就有可能引发颈椎病了。到时，要治疗的可不单单是牙齿了。

③改掉一些不好的习惯。近些年，颈椎病在发病率越来越高的同时，还出现了发病年龄呈年轻化的趋势。现代的电脑一族，白天在单位低头对着电脑工作，回家路上低头看手机，关灯睡觉前还不忘低头刷刷朋友圈。他们的颈椎长时间固定在某一姿势，这样日复一日、年复一年，疾病就慢慢形成。因此，改变生活中的不良姿势，显得尤为重要。

范教授 防治颈椎病有妙招

① 颈椎舒缓按摩法

颈椎病多是由长期不良的生活方式和不当的工作或学习姿势造成的肌肉长期劳损或脊柱小关节错位引起。日常生活中，除了可以通过改变生活方式和纠正不良姿势来防治颈椎病，也可以在工作、学习劳累之余通过按摩来放松颈部肌肉。

① 颈椎病的自我按摩法

【揉捏颈、肩、手臂】

→自我按摩时取坐位。拇指张开，其余四指并拢，虎口相对用力，自枕部开始沿颈椎棘突两旁的肌肉向下揉捏，至上背部手能摸到之处为止。（见图2-1）

→反复揉捏3分钟。然后以相同手法揉捏患侧肩部及上臂、前臂，反复交替，边揉边捏。（见图2-2）

→在酸痛处，有时可触及条索状物，此处常为病变处，可重点捏揉。

→手法宜连贯持续，稍微着力，以揉捏处有酸胀感为佳，反复施术约5分钟，双手可交换揉。

◎功效：本法具有放松肌肉、解痉止痛之功效。

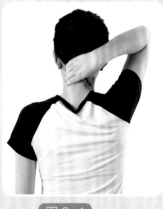

图2-1

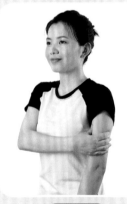

图2-2

【按揉肩井穴、风池穴】

→肩井穴位于肩胛区，第七颈椎棘突与肩峰最外侧连线的中点；风池穴位于项部，枕骨之下，与风府穴相平，胸锁乳突肌与斜方肌上端之间的凹陷处。

→以一手中指端着力，反复按揉穴位约 2 分钟，以局部有酸胀感为宜。（见图 2-3）

→然后张开虎口按揉风池穴，两手拇指端着力，分别置于颈后枕骨粗隆下方凹陷处的风池穴，由轻渐重，反复按揉约 2 分钟。（见图 2-4）

◎功效：肩井、风池穴为足少阳胆经穴。按揉肩井、风池穴有通经活血的功效。

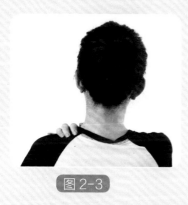

图 2-3

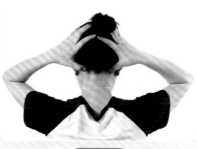

图 2-4

【挤提后颈】

→两手五指在颈后交叉相握，抱于后颈部，头稍向后仰，用掌指和掌根挤提颈椎棘突两侧肌肉。（见图 2-5）

→在颈部自上而下，由轻渐重，一挤一松，在反复挤提的同时，逐渐缓慢、尽力活动颈部，做低头、抬头及向左侧、向右侧转动。

→注意活动尽量放缓速度，尽可能加大颈部活动范围。

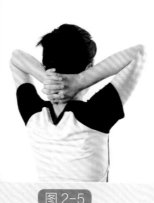

图 2-5

◎功效：本法可使头、颈部周围组织的血液供应得到改善，调节机体机能，缓解肌肉痉挛，滑利关节，使症状减轻。

【拍打肩臂】

→两手轻握拳，用小鱼际一侧轮流拍打对侧肩、臂部，从颈项、肩部至上臂、前臂部，自上而下，反复轻松拍打约3分钟。（见图2-6）

◎功效：本法具有舒筋活血、温经通络之功效。

【摇晃颈项】

→坐位。在头颈肌肉比较放松的情况下，轻轻缓慢摇晃转动颈项部，依顺时针方向与逆时针方向交替进行约3分钟。（见图2-7）

◎功效：本法具有放松肌肉、滑利关节之功效。

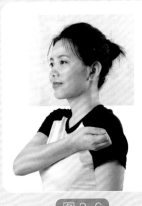

图2-6

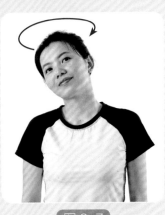

图2-7

②颈椎病的他人按摩法

【按揉风池穴及其附近的肌肉】

→风池穴位于项部，枕骨之下，与风府穴相平，胸锁乳突肌与斜方肌上端之间的凹陷处。

→双手五指张开放于脑后，双手拇指腹点于双侧风池穴，其余手指放于头部两侧，点揉3～5分钟，有酸胀感为宜。（见图2-8）

→然后从风池穴捏拿至肩背部，用一手扶住前额，另一手的拇指指腹与食、中二指指腹对称用力拿捏患者颈项部两旁的软组织，由上至下反复操作10次。

→最后点压风池穴1分钟，使颈部和枕后部出现明显的酸胀感。

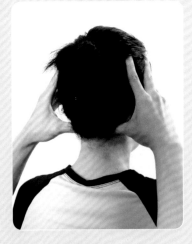

图2-8

【弹拨颈椎棘突两侧肌肉】

→将食指、中指、无名指、小指四指并拢微屈，拇指端放在颈部正中的颈椎棘（突）两侧的颈部肌肉上，从上而下弹拨10遍。（见图2-9）

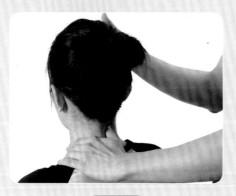

图2-9

【拿极泉】

→极泉穴在腋窝顶点，腋动脉搏动处。

→用拇指及其余四指捏拿腋窝正中的极泉大筋处10次，使手指感觉到发麻。（见图2-11）

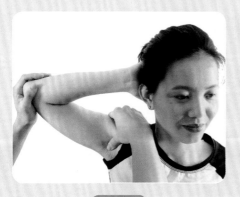

图2-11

【拿肩井】

→肩井穴位于肩胛区，第七颈椎棘突与肩峰最外侧点连线的中点。

→用拇指及其余四指捏拿肩井穴50次，使局部有酸胀感。（见图2-10）

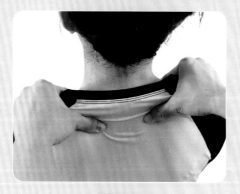

图2-10

【点天宗、揉肩胛、抖双臂】

→先点按两侧天宗穴（位于肩胛部，冈下窝中央凹陷处，与第四胸椎相平）1分钟，使肩胛部有明显酸胀感。（见图2-12）

→再用掌根按揉整个肩胛部1分钟，用侧掌击打双肩与颈项之间的范围。拿双侧肩井、揉按双侧天宗后牵抖双臂。

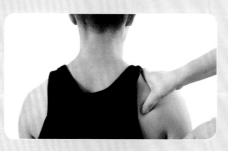

图2-12

【擦揉大椎穴】

→大椎穴位于颈部第七颈椎棘突（颈椎高骨）下凹陷处。

→一手四指腹紧贴大椎穴上，横擦大椎穴 20 ～ 30 次，以透热为宜。（见图 2-13）

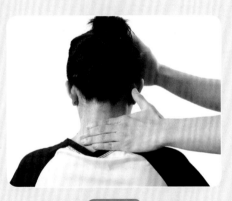

图 2-13

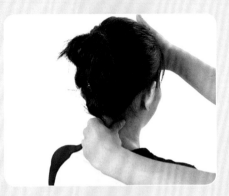

图 2-14

【提捏颈部】

用拇指和其余四指相对用力在两侧颈项部进行节律性的提捏 1 分钟，动作缓和且连贯。（见图 2-14）

【叩击肩井穴】

→肩井穴位于肩胛区，第七颈椎棘突与肩峰最外侧点连线的中点。

→手指自然屈曲成空拳状，用拳的内侧叩击肩井穴 20 ～ 30 次，有酸胀、舒适感为宜。（见图 2-15）

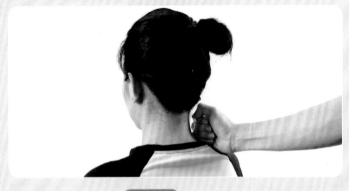

图 2-15

❷ 颈椎强化拉伸操

　　颈椎病的自我防治，除了局部的按摩手法外，可进行自我的拉伸锻炼，有利于颈部肌肉弹性的恢复，对防治颈椎病意义十分重大。

1 左右旋转

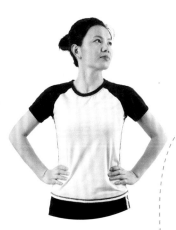

取站位或坐位，双手叉腰，头轮流向左右旋转，动作要缓慢，幅度要大，每当旋转到最大限度时停顿5秒，左右旋转10次（如果觉得头晕、心慌，应减小运动幅度）。

2 前屈后伸

运动时伴随深呼吸：呼气时颈部前屈，下颌接近胸骨柄上缘；吸气时颈部后伸至最大限度。反复做10次（以自己的下巴为中点，由下向上画圆）。

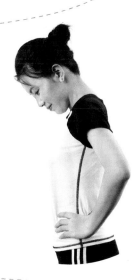

3 左右侧展

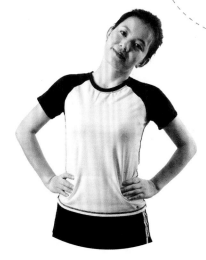

吸气时头向左偏，呼气时头还原。接着吸气时头向右偏，呼气时头还原。反复做10次（肩部保持水平，尽量拉伸颈侧的肌肉）。

4 后撑拉伸

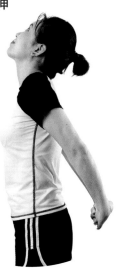

身体直立，双脚并拢，双手放于身后互握住，双肩向后展开，手臂伸直尽量上抬，头部后仰，停顿 5 秒，反复练习 10 次（背部肌肉有明显的挤压感）。

5 双手托天

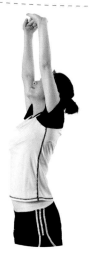

身体直立，双手掌交叉，使劲向上翻起，头尽量向后仰，感觉自己在不停地向上延伸，静静地保持 10 秒钟。这个动作主要可缓解整个肩颈肌的紧张。

TIPS 对于因慢性劳损和年龄增长而引起的颈椎病，拉伸颈、肩、上背和胸部肌肉，改善肌肉的柔韧性，增加颈、肩的活动度，可缓解、改善颈椎病的症状。

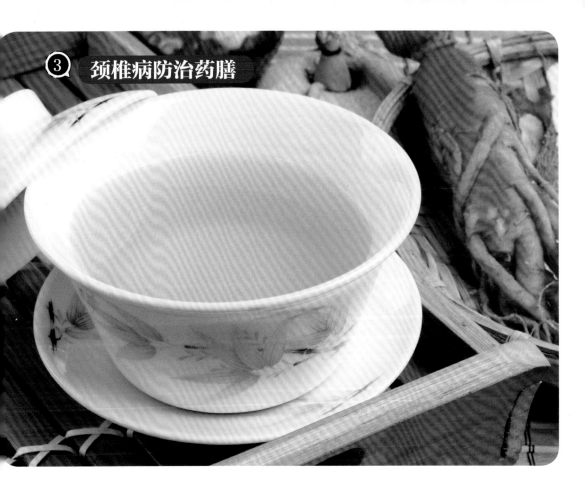

人参红枣茶

材料： 人参 10 克，红枣 15 克。

做法： ①砂锅中注入适量清水烧热，倒入洗好的红枣、人参，拌匀。

②盖上盖，煮开后用小火煮 30 分钟至药材析出有效成分。

③揭盖，关火后盛出煮好的药汤，装入茶杯中。

④趁热饮用即可。

功能主治 补益气血。适用于以颈部不适、面色苍白、容易疲倦、气短乏力、头晕不适为主要表现的气血不足型颈椎病。

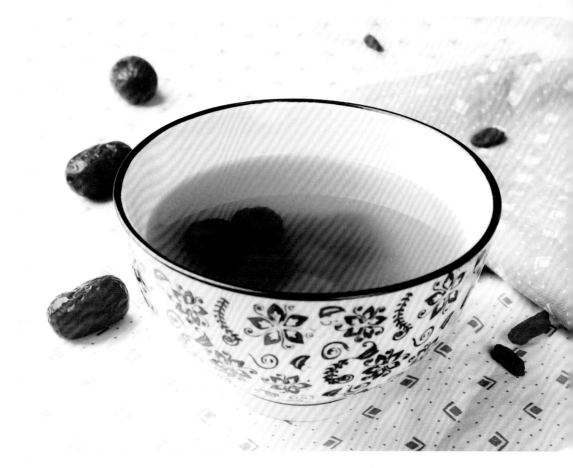

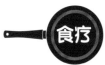 **桂圆红枣补血糖水** -

材料： 桂圆肉 20 克，枸杞 5 克，红枣 15 克。

调料： 冰糖适量。

做法： ①锅中注入适量的清水，倒入清洗好的食材，煮 40 分钟。

②加入适量冰糖，搅匀调味，继续煲煮 10 分钟。

③将甜汤盛出装入碗中即可食用。

 益气温阳。适用于以颈部不适、气短乏力、容易出汗、怕风怕冷、手脚不温为主要表现的年老体弱、阳气不足型颈椎病。

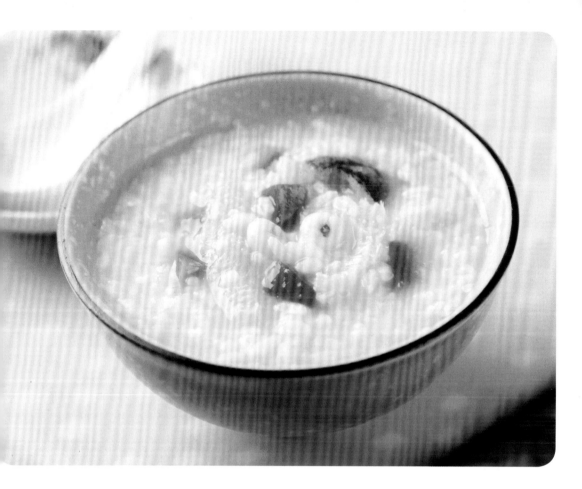

木瓜陈皮粥

材料： 木瓜 50 克，陈皮 5 克，丝瓜络 3 克，川贝 3 克，大米 100 克。

做法： ①将丝瓜络切成条，陈皮掰成小块。

②洗好的木瓜去皮，切开，去籽，切成瓣，改切成块，备用。

③砂锅中注入水烧热，倒入大米、陈皮、丝瓜络、川贝，拌匀，煮开后用小火煮 30 分钟。

④倒入木瓜拌匀，续煮至木瓜熟软即可。

 功能主治 化痰，除湿，通络。适用于以颈部酸胀、僵硬不适，伴有口黏痰多、舌苔白腻为主要表现的痰湿阻络型颈椎病。

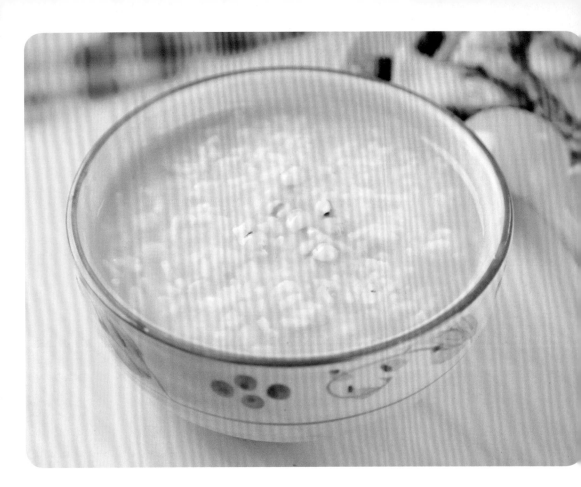

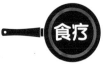 **葛根五加粥** -

材料： 大米 200 克，薏米 200 克，葛根 15 克，刺五加 5 克。

做法： ①砂锅中注入清水，倒入葛根、刺五加，煮开后转小火煮 30
分钟至药材有效成分析出，去渣。

②倒入洗净的大米、薏米，用大火煮开后转小火煮 1 小时至
食材熟软。

③盛出煮好的粥，装在碗中即可食用。

 **功能
主治** 舒筋活络，祛湿。适用于以颈背部僵硬紧绷、全身酸痛不适、怕冷
怕风为主要表现的风寒湿痹型颈椎病。

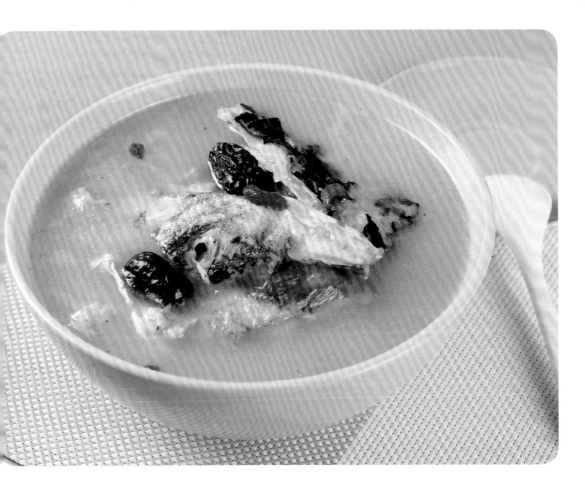

川芎白芷鱼头汤

材料： 川芎 5 克，白芷 10 克，天麻 8 克，红枣 10 克，枸杞 5 克，鲢鱼头 200 克。

调料： 盐 2 克。

做法： ①锅中注入清水烧开，倒入洗好的天麻、川芎、红枣、白芷。

②倒入微煎过的鱼头，搅拌一会儿，小火煮 30 分钟。

③加入洗好的枸杞，加入少许盐，搅匀调味，稍煮片刻即可。

 功能主治 祛风活血通络。适用于以颈部疼痛伴有一侧头痛为主要表现的经络不通型颈椎病。

④ 生活养护知多点

颈椎病的发生发展是一个漫长的过程，其发病原因除与颈椎本身的解剖生理特性有关外，还与身体素质、职业、生活习惯、环境等也有很大关系。为了帮助大家了解颈椎病预防知识，养成良好的生活习惯，特从以下几个在日常生活中需要注意的方面为大家提供参考。

① 避免寒冷刺激

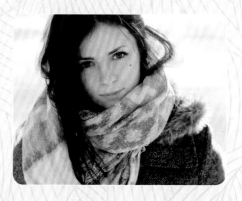

颈部受寒冷刺激会使颈部肌肉痉挛僵硬，加重颈部疼痛症状。而头颈部经常暴露于外，所以要注意颈部的保暖。如：夏天要注意避免风扇或者空调直接吹向颈部，空调房内温度设置不宜过低，出汗后不要立即吹冷风或用冷水冲洗头颈部，待汗干后用温水冲洗；冬天气温较低，尽量不要暴露出颈部，注意采取保暖措施，如系围巾；日常气候变化，温差较大时也应注意颈部保暖，及时添加衣物。

② 养成正确的工作体位

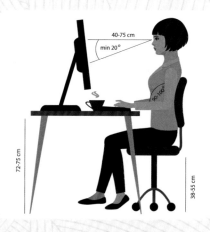

日常工作学习要注意坐姿：上身保持正直，腰部可以放置一个小靠枕，使腰部有支撑点，颈部正直，微微前倾，不要扭转或倾斜，适当调整电脑屏幕高度，使视线约保持在屏幕的上 1/3 处，手臂自然下垂，可放置于椅托上，手与键盘平行。另外要避免坐的时间过长，每工作、学习 1 小时左右，应站立起来活动颈部。

③睡觉时选择合适的枕头及睡眠姿势

卧位时枕头的高低软硬对颈椎有直接影响，最佳的枕头应该能够支撑颈椎的生理曲线，保持颈椎的平直。既要避免高枕头，也要避免无枕。枕头要有弹性，仰卧时，枕头高度为受压后与自身竖起的拳头高基本一致；侧卧时，枕头的高度为受压后自身竖起拳头加一横指高度。枕头的下缘最好垫在肩的上缘，使颈部有支撑，不至落空。睡眠时保持头颈部自然仰伸，腰背部平卧于宽大、软硬适中的床上，双膝下加一软枕，使双膝、双髋略屈曲，使全身各部肌肉、关节处于放松休息的状态。避免俯卧位睡觉。

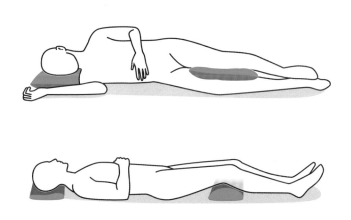

④积极参加适宜的户外活动

适当的户外活动能使全身得到放松，提高机体的抗病能力，如游泳、太极拳、羽毛球、放风筝等。游泳换气时，颈部从水下上抬至水面上，而双手交替进行往前探及往后划水，这些动作可对颈部肌肉起锻炼作用。所以经常进行户外活动对防治颈椎病和减缓病情发展有一定的作用。

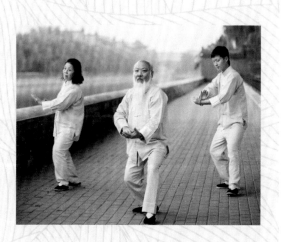

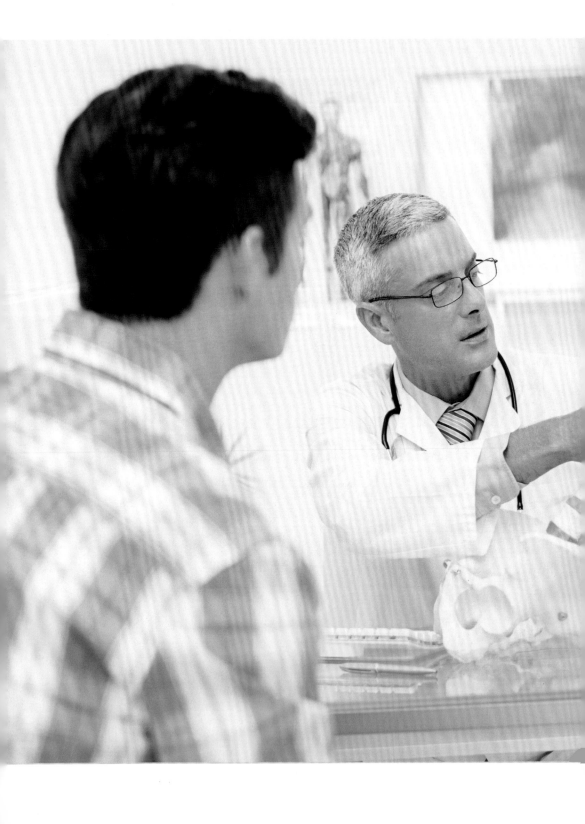

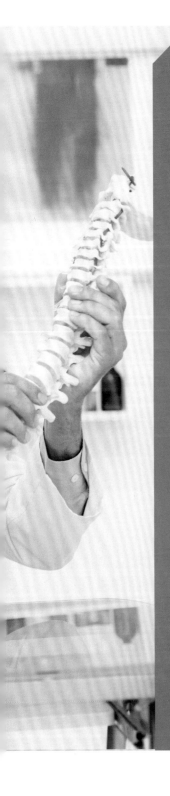

PART 3

你意想不到的内脏疾病，竟与胸椎有关

　　呼吸道疾病、心脏病、胃病，这些看似与脊椎毫无关联的疾病却与胸椎有着千丝万缕的联系。我们在将疾病区分为器质性病变和功能性病变的同时，也要考虑二者之间的某些联系。看似器质性病变的内脏疾病，其实与胸椎的功能性病变有关。本章就向大家介绍那些你意想不到的、与胸椎有关的内脏疾病。

颈胸椎错位是 **会呼吸的痛**

① 呼吸道疾病也要考虑颈胸椎问题

天气变化使人们患上呼吸道疾病的概率大大提高。可是颈胸椎错位同样也会引起胸闷不适、呼吸不畅，甚至出现胸痛的症状。这到底是怎么回事呢？我们来看看下面的一个病案。

问

病例

陈女士最近胸闷、咳嗽一个多月了，看过不少医生，断断续续服了三个多星期的西药，但依然没治愈。朋友建议不如试试针灸、拔罐等中医疗法，于是陈女士就来到医院针灸康复科门诊就诊。机缘巧合之下，陈女士挂了我的专家门诊号找我看看。

答

范教授解答

我仔细察看陈女士的舌象以及脉象，并无外邪侵体的征象。结合其病史和发病规律得知，陈女士的胸闷、咳嗽等症状多见于做完繁重的家务后，跟天气没太大关系。结合陈女士典型的上交叉体态，我双手触诊她的颈椎和上段胸椎，可找到明显的压痛点和触摸到偏歪的椎体。三步定位诊断后，我考虑陈女士是颈胸椎错位引发的胸闷、咳嗽，并不是呼吸道疾病。于是，按脊柱相关疾病的诊疗方法给她治疗了三次，多日的胸闷、咳嗽基本上消失了。

② 颈胸椎错位也会引起呼吸系统疾病

由于支配呼吸系统的神经是由下段颈椎和上段胸椎发出的交感神经、副交感神经和内脏感觉神经组成的神经丛，再分支形成肺丛支配，而肺丛是由迷走神经的支气管支和交感干的胸2~5节的分支组成，其分支随支气管和肺血管的分支入肺，支配支气管和肺。而部分支配呼吸系统的神经经胸椎的椎间孔发出，当胸椎关节发生错位（驼背、胸椎侧弯等）时，其骨性椎间孔就会发生变形，由此通过的神经就会受到牵拉、压迫等不良刺激，从而出现气管、支气管和肺等呼吸系统的临床症状。

③ 专家助你巧鉴别

胸椎关节错位导致的呼吸系统疾病的临床表现：一般先表现出背部疼痛，咳嗽、深呼吸可使背部疼痛加重，此类呼吸系统疾病常常药物治疗效果较差，且反反复复，经久不愈。胸部 X 光片可见肺纹理增粗，血液检查常无阳性发现。

在这里需要提醒大家的是，平时一定要改掉趴着睡觉的习惯，因为趴睡时颈扭向一侧，可造成两侧肌力不平衡，引起颈胸交界处椎体错位。平时可通过打篮球、打羽毛球、游泳等体育锻炼来加强脊柱活动，改善症状。

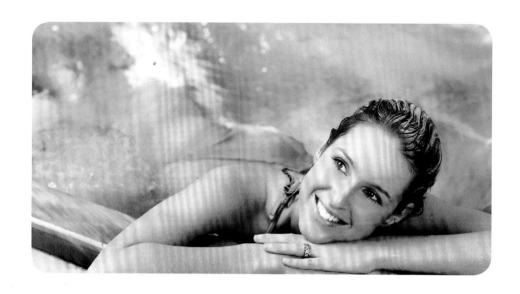

有种 **心脏病** 和胸椎错位有关

① 胸前闷痛不适，竟是胸椎作怪

脊椎病变引起胸闷胸痛，在临床经常见到，主要表现为胸部呈阵发性灼痛和刺痛，常伴呼吸困难，有时还伴有颈部、背部、上肢与肋间部疼痛，以及心烦意乱、心慌、心绞痛、头晕、失眠、健忘等症状。本病常由第1至第5胸椎椎体偏歪而引起。

问

病例

王先生是一名企业高管，自一年前起，就开始有左前胸闷痛不适的症状，有时还感到突然心跳加速。王先生怀疑自己的心脏功能出了问题，于是到医院就诊。心内科医生给他做了心电图和心脏彩超等相关检查，并没发现明显异常。结合其脸色不好、睡眠不佳的情况，医生给予了补气安神的药物。王先生服用一段时间后，左前胸闷痛不适的情况并无缓解，在工作忙碌或劳累时尤为明显。王先生就考虑这会不会是其他方面原因引起的疾病呢，带着这个疑问，在朋友的介绍下找我看看。

答

范教授解答

我在详细地了解王先生的病情后，结合触诊，发现其上背部肌肉僵硬不适，并且呈现出明显的驼背姿势，胸3-胸4的棘突有明显的偏歪，局部压痛明显。结合王先生的病史和相关影像学检查，我判断是胸椎错位压迫神经所致的左前胸闷痛不适，并不是心脏本身的问题。于是，我当场给王先生手法复位，配合针灸和理疗，一个疗程后，王先生左前胸闷痛不适的症状基本上消失了。

② 背后的机理——有时候，心脏其实很冤枉

　　心慌、胸闷、胸痛等症状，并不只是心脏出了问题才会出现的，胸椎错位了也会产生这样的症状。胸椎上承颈椎，下接腰椎，与肋骨、胸骨组成胸廓，而心脏就位于胸腔内。支配心脏的神经从胸椎发出，因此，如果椎体错位导致心交感神经和心迷走神经受到刺激或压迫，就会产生胸闷、胸痛等一系列心脏不适的症状。此时，病因不在于心脏本身，而在于胸椎！

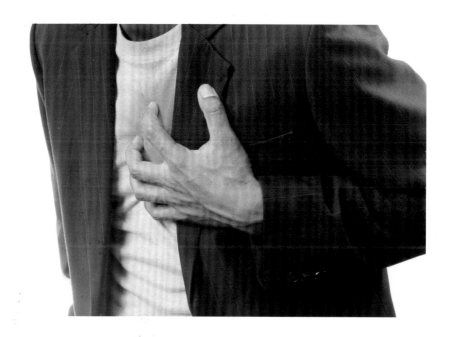

③ 专家助你巧鉴别

　　我们常说，一把钥匙开一把锁。针对不同原因引起的胸前区不适的症状，肯定要用不一样的治疗方法。那我们该如何鉴别呢？万一有了以上不舒服的症状，该如何避免少走弯路，直达病灶呢？

　　如果是心脏本身引起的心慌、胸闷、胸痛等，服用专科用药可以缓解，心电图、心脏彩超等检查可以看到异常变化，疼痛出现在心前区，呈压榨痛或绞痛，还可以向上放射到左肩、臂，甚至是手指；而胸椎错位导致的胸痛，一般疼痛没那么剧烈，少有放射感，服用心脏相关药物无缓解，并伴有上背部肌肉酸痛不适，体位改变或休息后可缓解。

肩痛手麻，不治颈椎却按背

① 按压上背部巧治颈椎病

长期伏案工作者，经常会出现脖子酸、肩痛，甚至是手麻等症状。当这些症状出现后，大家只要适当活动一下颈椎，就会有所改善。临床上，其实有不少患者的肩痛手麻是由颈椎不适所引起的。下面就为大家介绍一个例子：

问

病例

这天我正在出专家门诊，从诊室外走进来一位身材健硕、拥有一双迷人蓝眼睛的外国友人。他身板相当结实，但饱受颈痛折磨一个多星期了。我让他脖子往后仰，结果他稍一用力就露出了极为痛苦的神情。只要他后仰幅度大一点，便会引起左肩剧烈的放射痛。

患者是意大利人，在中国从事翻译工作。一周前在长时间的伏案工作后，他抬头时，突发脖子痛，伴左肩膀放射痛，此后每日如坐针毡。他患有颈椎病多年，都是找医生用正骨手法治好的。可以说，他是中医正骨的忠实"粉丝"。这一次发病，他四处打听，来到医院找到了我。

答

范教授解答

给他做了详细的体格检查后，我让患者俯卧于床沿，头颈部伸出床外，在他的上背部中间轻轻地压了几下，只听"咯噔"一声，再让他后仰脖子，左肩膀放射痛基本消失了，后伸幅度也明显增大，患者笑容满面地竖起拇指说："OK！中医太神奇！"

② 房屋不稳，乃因地基不牢

在人的脊柱中，颈椎是长在胸椎上面的，胸椎就是颈椎这座房屋的地基。如果胸椎这块地基不牢固，上面的房屋——颈椎必然会出问题。

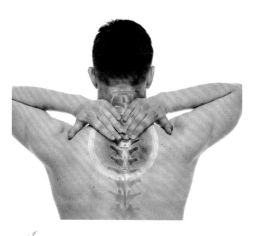

一些患者颈胸交界曲度大，相对于颈椎，上段胸椎明显"拱起来"。如果把胸椎曲度调整到正常水平，那么颈椎的症状不就迎刃而解了吗？这不就是"下梁不正上梁歪"的道理吗？地基倾斜，胸椎上段曲度过大，颈椎这栋大楼也跟着倾斜而导致不稳定。正常情况下，当颈椎较大幅度后仰时，胸椎是要跟着后仰的。但倾斜的胸椎活动不了，不稳定的颈椎失去根基，变得更不稳定了，内部的结构摇摇欲坠。这时候，颈椎椎体就容易压迫神经，从而出现不适症状。

③ 怎样预防胸椎曲度过大

我们平日里要养成良好的生活习惯，纠正不良姿势，避免长时间伏案、玩手机、做家务等，休息时应适当活动颈胸椎。大家可以试着做一套动作：

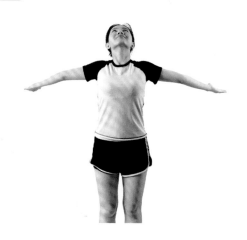

伸展双臂，手掌心向上，尽量带动肩关节向外旋转，同时，颈部略后仰，胸部后扩，配合深呼吸，一个动作维持十几秒，然后动作恢复正常，休息 10 秒钟，这样算一次完整的动作。一组 10 次动作，每天至少两三组，以保证我们的肌肉能像弹簧一样能屈能伸，避免肌肉的慢性劳损，让我们的身体恢复健康，远离疼痛。

胃痛 不一定是胃的问题

① 胃痛反复，真凶在背

　　胃痛是如今非常常见的现象。当胃痛出现时，多数人都会考虑自己是否得了胃部疾病，如急性胃炎、胃溃疡、十二指肠溃疡等。但下面为大家介绍的这个例子却不是因胃本身的问题引起的胃痛，我们一起来看看：

问

病例　　丁女士是位生意人，这几年自家生意风生水起的时候，自己胃部却开始悄悄地疼起来。起初，丁女士还不当一回事，到后来，不单是胃痛，还出现了胸闷、心慌、气短、干呕、睡不着觉等症状。她意识到了病情的严重性，于是到医院看病，并住进了脾胃科，想着这次一定要彻底把胃痛治好。

　　住院期间，胃镜检查提示轻度慢性胃炎改变，心电图及腹部彩超均未见明显异常。服了药物，打了吊针，胃痛虽然能缓解，但就是反反复复发作，有时坐着疼，有时睡到半夜也疼。她都急坏了：我已经住进了省内很好的胃病专科医院了，胃痛咋还不好呢？了解到丁女士的情况后，管床医生觉得这病可能是个疑难杂病，知道我在诊治这方面的疾病往往有意想不到的效果，于是开了会诊单，让丁女士来找我试试看。

答

范教授解答　　丁女士拿着一大堆片子，急急忙忙地找到了我。当时只见其面容憔悴，含胸驼背，趴在治疗床上检查时，不到片刻便出现明显的心慌、气短、胃痛、双侧肋弓疼痛。经三步定位诊断后，我

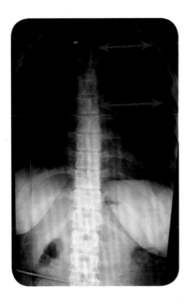

判断这是由于胸3错位压迫神经引起心慌、胸闷，胸6错位压迫神经引起胃痛。我当即用龙氏正骨手法给她胸椎复位。复位完毕，丁女士立即感觉气顺了，整个人都轻松多了。

② 胸椎有病，五脏六腑休想跑

引起我们胃痛的原因有多个，最常见的就是胃本身的病变引起的，消化科医生在这方面的治疗效果很好，只是有时会忽视了脊椎病因学这个病因。我们知道，心、肝、脾、肺、胃、胰腺等器官几乎都位于胸椎的前方。从中医上看，这些脏腑的腧穴分布在脊椎的两侧，其中胸椎居多。从西医上看，支配这些器官的神经是交感神经和副交感神经，大部分是从胸椎发出。所以说，胸椎与我们五脏六腑有密切的联系。当胸椎错位了，就会压迫相应的神经，引起交感神经的异常变化，导致交感神经和副交感神经的协调机制发生紊乱，从而导致五脏六腑出现相应的异常症状。

③ 不良姿势是导致胸椎错位的"头号敌人"

我们知道胸椎错位会导致胃痛，但我们需要注意的不单是胃痛，更应思考为什么胸椎会错位。实际上，不良姿势是导致胸椎错位的"头号敌人"。

平时我们自我感觉舒服的姿势，会在不知不觉间造成肩背痛，甚至引起心慌、呼吸不畅等症状。比如说，有的人喜欢驼背耸肩低头玩手机，有的人喜欢趴在桌上睡觉……这些姿势虽然让人感觉很舒服，但在这种状态下我们的脊柱处于一种不正常的扭曲中，时间长了就会感觉脖子、腰背酸痛，甚至造成骨骼、椎间盘的变化，最后发展成脊柱相关疾病。

如果说因为工作和学习，某些固定姿势我们不可能改变，那么有些不良生活习惯我们完全可以改变。平时我们在学习和工作一小时后要抬抬头、转转肩膀和扩扩胸等，再做一些伸伸懒腰、抖动手脚的练习，多进行腹式呼吸。

脊柱侧弯，上梁不正下梁歪

❶ 姿势不当，脊柱侧弯

脊柱对人体健康的重要性，现在大家应该有了一个基本的认识。生活中，不乏脊柱侧弯的现象，这不仅影响形体美观，对健康也是一大威胁。下面给大家介绍一例因脊柱侧弯导致身体不适的例子：

问

病例　纵观一个人的求学生涯，高中三年是一段青葱而又难忘的岁月。为了考上自己理想中的大学，很多人的高中生涯是非常拼搏的：早起晚睡，写不完的作业，定期的考试……繁重的学业、高度紧张的精神状态、不够充足的睡眠时间，此时，如果运动不足的话，身体会很容易出毛病的。下面我来讲讲一个案例。

小丽是一名高二学子，一直以来学习很用功，但最近老觉得上背部酸痛不适。此外，小丽父母发现小丽有明显的高低肩，从背后看，还可以看出小丽右侧肩胛骨比左侧的突出。爱女心切的父母担心小丽的身体情况，于是在朋友的介绍下，来到医院找我。

答

范教授解答　查体可见，小丽上背部肌肉紧张，并且肩膀右侧高、左侧低，右侧肩胛骨比左侧向后突出；触诊胸椎，可发现有明显的偏歪。结合小丽的具体情况，考虑小丽是胸椎侧弯。于是我对小丽予以手法复位，同时教育其平时的姿势要端正，并教一些简单的胸椎侧弯纠正动作来自我锻炼。

② 脊柱侧弯是什么？

正常人的脊柱，从后面看应该是一条直线，并且躯干左右两侧是对称的。而从侧面看，则是一条S形曲线。如果从正面看到两侧肩膀高低不平或从后面看到两侧后背左右不平时，这时就要高度怀疑是不是脊柱侧弯了。青少年的脊柱侧弯越来越常见，背后的原因有多种，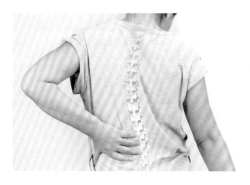有先天性的、特发性的，也有功能性的。针对不同病因导致的脊柱侧弯，要采取不同的治疗方法。

脊柱侧弯会导致一系列的症状，除了外观可见的高低肩、剃刀背、骨盆倾斜、长短腿外，严重的脊柱侧弯患者的胸廓会严重变形，不仅压迫神经，还会对心肺造成挤压，导致心肺功能障碍。因此，一旦出现脊柱侧弯，一定要尽早干预。

③ 专家助你巧鉴别

生活中，我们可自行通过简单的动作来鉴别一下自己有没有脊柱侧弯，如果有，要区分是结构性的还是功能性的。检测的方法很简单，就是：

第一步：自然站直，双手下垂，看两侧肩膀是否高度一致。

第二步：看看后背，左右两个肩胛骨是否对称。

第三步：向前弯腰，从后面看，腰背部肌肉两边是否平整对称；同时，可以用手指夹着棘突，从上到下滑下来，看脊柱是否有偏歪。

做完了以上三步，如果发现站着的时候有高低肩，但向前弯腰时是正常的，那可能是功能性的脊柱侧弯；如果看着左右两边不平，向前弯腰时也是，就要考虑是不是结构性的脊柱侧弯了。

功能性的脊柱侧弯，需要纠正脊柱两边不平衡的肌肉；结构性的脊柱侧弯，则需要专科介入治疗了，治疗手段包括佩戴支具，严重时甚至要手术治疗。

范教授 防治胸椎病新主张

① 胸椎舒缓按摩法

要怎么做才能帮自己的胸椎舒缓按摩呢？一般我们可以借助器械，如花生球、泡沫轴等，即可轻松帮自己的胸椎舒缓按摩。日常生活中，这些方法操作简单，实用性强，可轻松掌握。

① 花生球

→定点深呼吸：先把花生球（见图3-1）放在胸背部，接近于肋骨下缘的水平位置，进行5个深呼吸，从而放松按压相应区域。

→左右翻动：身体慢慢地进行左右微幅的翻动，往返5次。

→激痛点按压法：身体平躺，让手臂进行上下的摆动5次（做完后，身体往下移动5厘米左右，再重复上述动作，直到花生球跟肩胛骨卡住）。（见图3-2）

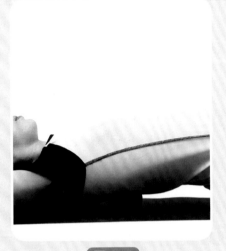

图 3-1

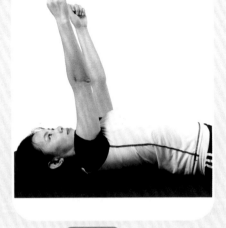

图 3-2

②筋膜球

→双脚分开，与肩同宽，靠墙站立，将筋膜球紧贴胸背部。（见图3-3）

→从胸椎两侧自上到下，先左后右，进行挤压舒缓按摩，力度不用太大，每次3～5分钟即可。（见图3-4）

→在挤压按摩过程中，感觉到特别疼痛的位置（我们又叫激痛点），可在此做持续挤压，8～10秒1次，连续做5～6次即可。

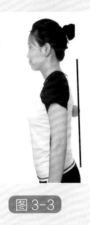
图3-3

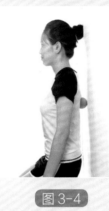
图3-4

③泡沫轴

→准备一张瑜伽垫，平铺于地板上，将泡沫轴取出。

→双脚着地，双膝屈曲，面部朝上，将泡沫轴置于胸背部，手臂放于身体两侧。（见图3-5）

→上下运动进行滚动放松，每次进行3～5分钟即可。（见图3-6）

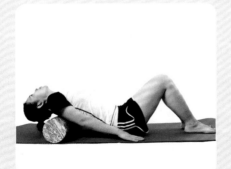
图3-5

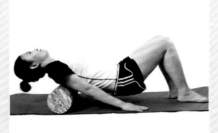
图3-6

② 胸椎强化拉伸操

除了借助器械帮自己的胸椎舒缓按摩外，我们还可以做一些拉伸的动作来舒缓和放松自己的胸椎和附近的肌肉，如单人拉伸和双人拉伸。这些动作十分简单，而且在任何时候都可以做到。

1 单人拉伸

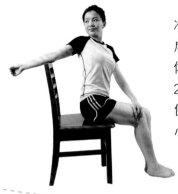

准备一张靠背椅，椅背高度不超过运动者坐下时的肩胛骨下角。坐下后，右手手臂扶靠椅背，侧转身体向右，左手扶住右膝，以帮助旋转。维持侧身约20秒，回到本位，再转向左侧，如此反复来回。侧转身时，感觉身体的动作，尽量把胸廓拉开，收小腹，不可突出。

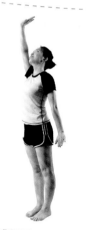

保持全身放松，自然站立，两脚分开与肩同宽。两手手指自然舒展，从腹前开始，右掌掌心向上，提到头顶上，抬头注视右掌，左掌下压。左右交替。每边6~8次。

2 双人拉伸

肩部拉伸：一人坐下，操作者站在后面拉伸其双手，水平地向后拉伸30秒。

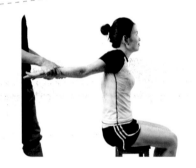

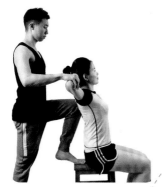

胸部拉伸：一人坐下，双手抱头十指交叉，放在枕骨上，操作者站在后面，一只膝盖顶着背部，双手将其肘部向后拉30秒。

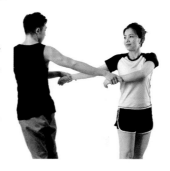

躯干拉伸：两人背对背站着，然后转身拉着对方双手30秒，再转另一个方向，重复此操作。

背部拉伸：双手臂伸直置于椅背上，身体向前弯腰，注意双腿不能屈曲，向下压10下。

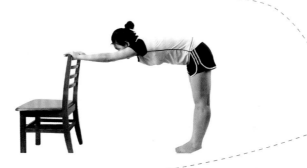

3 单杠悬吊

双手抓住单杠，身体呈自然放松状态，利用自身重量牵伸，然后左腿屈膝向下方蹬腿3~5次，换右腿继续操作，最后双腿屈膝向下方再蹬腿3~5次。

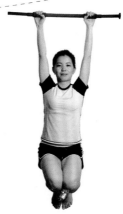

③ 胸椎病防治药膳

在上文中介绍了很多关于胸椎和附近肌肉的舒缓按摩和拉伸的方法，而在中药方面是怎样治疗胸椎疾病的呢？

①适合胸椎病患者的中药

→加强筋骨的药：五加皮、桑寄生、狗脊、千年健、伸筋草、鸡血藤、续断、补骨脂、茯苓、乳香、没药、木香、延胡索等。

→活血的药：川芎、郁金、乳香、没药、红花、五灵脂、牛膝、王不留行、血竭、穿山甲、水蛭等。

→祛湿的药：茯苓、薏苡仁、白术、苍术、黄柏、赤小豆、猪苓、泽泻等。

②适合胸椎病患者的饮食

宜多进食富含维生素 A、维生素 D 的食物，如动物肝脏、奶类、鱼肝油、蛋黄、胡萝卜等。饮食原则上以清淡为主，如蔬菜、蛋类、豆制品、水果、鱼汤、瘦肉、动物肝脏、海产品、葵花籽、蘑菇等。

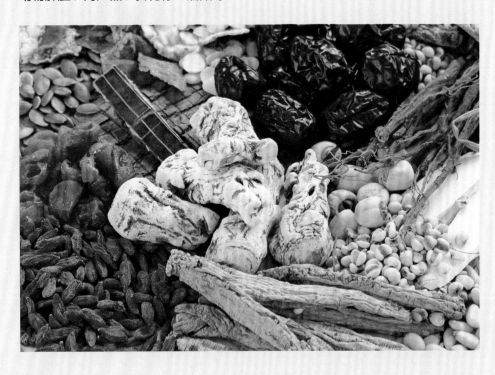

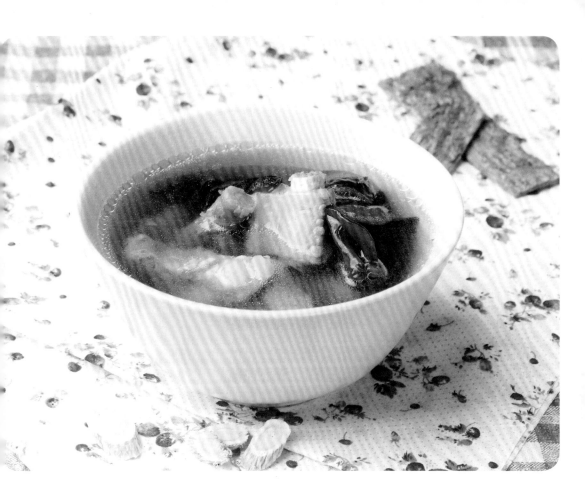

枸杞杜仲排骨汤

材料： 杜仲5克，黄芪3克，枸杞3克，红枣2枚，党参5克，排
　　　 骨块200克。

调料： 盐2克。

做法： ①锅中注水烧开，放入排骨块，汆煮片刻，捞出沥干。

　　　 ②砂锅中注水，倒入排骨块、杜仲、黄芪、红枣、党参，拌匀，
　　　 煮至有效成分析出。

　　　 ③放入枸杞，拌匀续煮至枸杞熟，加入盐调味即可。

 功能主治 补肝肾，强筋骨。适合肝肾不足所致的胸背部筋骨、肌肉酸痛者食用。

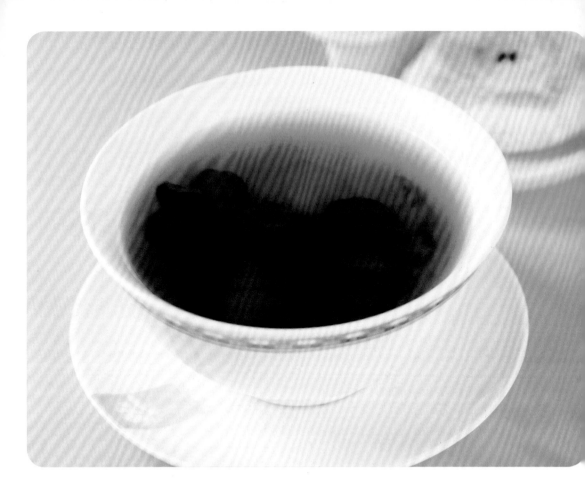

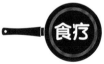 **鸡血藤黄芪大枣汤** - - - - - - - - - - - - - - - -

材料： 鸡血藤 15 克，黄芪 10 克，大枣 20 克。

做法： ①砂锅中注水烧开，倒入备好的鸡血藤、黄芪、大枣。

②煮至药材析出有效成分。

③把煮好的药汁盛出，装入碗中，待稍微放凉后即可饮用。

 清热祛湿，活血通络。适合气血不足、夹湿所致胸闷、乏力、气短、懒言少动者食用。

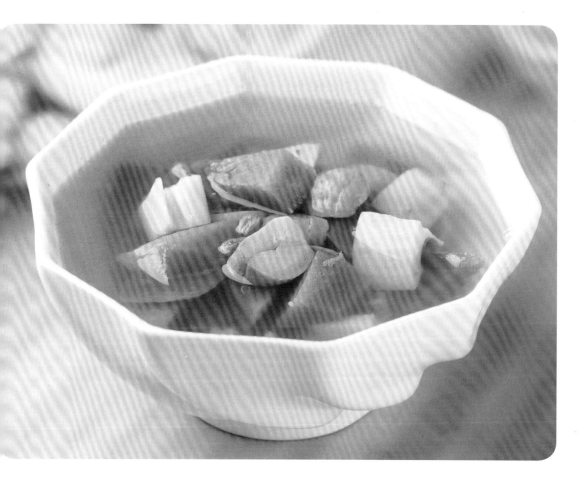

木瓜莲藕栗子甜汤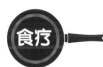

材料： 木瓜 150 克，莲藕 100 克，板栗 100 克，葡萄干 20 克。

调料： 冰糖 40 克。

做法： ①洗净去皮的莲藕切成丁；去皮洗好的板栗切成小块；洗净
去皮的木瓜切成丁，备用。

②砂锅中注水烧开，倒入板栗、莲藕、葡萄干，煮至食材熟软。

③放入木瓜拌匀，倒入冰糖续煮至全部食材熟透即可。

 清热凉血，益气健脾。适合脾胃不和、免疫力低者食用。

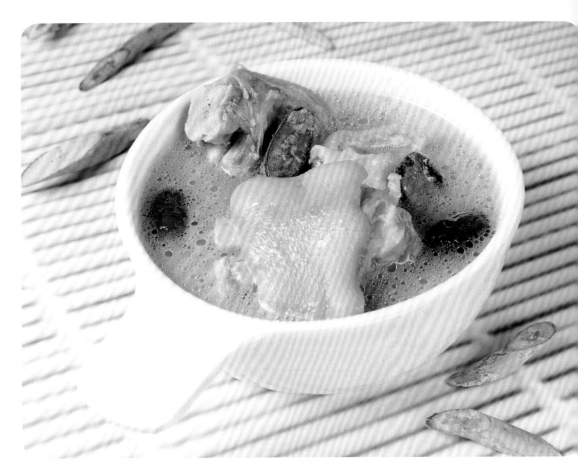

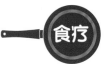 **牛大力牛膝煲猪蹄** - - - - - - - - - - - - - -

材料: 猪蹄350克,田七5克,牛膝10克,牛大力15克,红枣25克,
姜片少许。

调料: 盐2克,料酒适量。

做法: ①锅中注水烧开,倒入猪蹄,淋入料酒,氽煮片刻,捞出沥干。

②砂锅中注入清水,倒入猪蹄、红枣、姜片、田七、牛膝、
牛大力,拌匀,煮3小时至食材熟透。

③加盐搅拌至入味即可。

 滋阴补肾,强筋活络。适合体弱气虚、四肢乏力者食用。

④ 生活养护知多点

上面提到了很多关于胸椎病的舒缓、按摩、拉伸方法，但预防脊柱病变才是首要的，因为脊柱病变往往取决于人的姿势的受力情况，而脊柱曲度的变化会累及身体的健康。

①保持正确的工作姿势

以坐位工作为主者，应注意保持胸椎经常处于自然的生理性弓背的正直位，尽可能避免一侧肩高而另一侧肩低的姿势，或者侧弯和扭转的姿势。

②保持良好的睡眠姿势

睡眠姿势对胸椎保健十分重要。双肩、双髋是人体横径最大的部位，仰卧位时胸椎处于正直位，侧卧位时胸椎即发生侧屈，因此卧姿以仰卧及左右侧卧轮换为宜。若长期偏于一侧卧位，胸椎会因某几节劳损而发生侧弯侧摆式错位；如长期半仰卧或半俯卧，则易发生胸椎左右倾仰式错位。常常变换姿势，缓解背肌痉挛，也可以加个枕头，侧睡时可垫枕头于双膝之间，仰睡时可垫枕头于双膝之下。

③体育运动注意事项

骑车要避免骑座椅高、车头矮的车，这会使上体前倾双肩高耸，再加行车时的颠簸，久之易损伤上段胸椎而发生前后滑脱式错位。

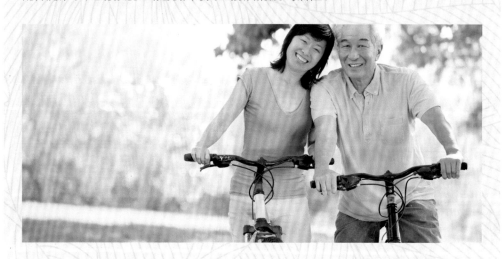

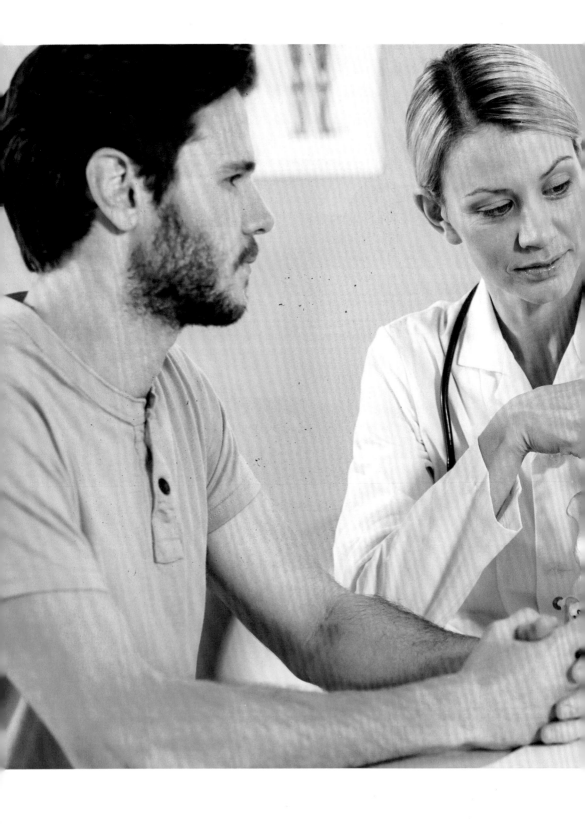

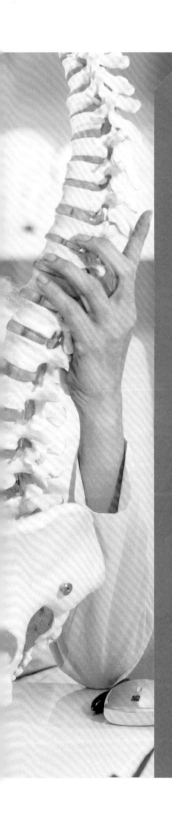

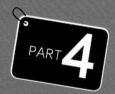

PART 4

护好腰椎，
杜绝慢性病痛

　　腰酸、腰痛是大家在日常生活中最常听到的不适症状。轻者腰肌拉伤、腰肌劳损就会出现这些症状；重者腰椎骨质疏松、腰椎间盘突出、腰椎间狭窄也会出现这些症状。所以要正确分析，对症治疗。此外，大家需要注意的是，有些非腰部的疼痛也与腰椎有关。下面就为大家介绍因腰椎问题引发的各种疾病。

腹痛 求医，竟然是腰出了问题

❶ 拨开云雾见明月——腹痛真相大白

一杯冷饮、饮食不洁都可能导致肠胃功能紊乱，出现腹痛，但有些腹痛按照胃肠痉挛来处理却依然无效，进行了多种检查也没发现异常。这一类不明病源的腹痛，很可能是脊椎错位引起的。对于现在的大部分人来说，久坐是导致脊椎病的主要原因。跟大家分享我最近遇到的一个病例：

问

病例

王小姐的腹痛是从 2016 年上半年开始的。那时她感觉腹痛不适，以肚脐周围疼痛为主，尤其在月经过后腹痛会更厉害。她以为是月经来了，身体虚弱导致的，也找妇科医生调理过一段时间，却未见好转。后来腹痛实在难忍，便去了胃肠专科，吃药、打针及各项针对腹部的理疗都做过了，也未见腹痛缓解；腹部 B 超、CT 等检查也没发现有什么器质性改变。恰好她在网络上无意中看到我写的《脊柱不正，百症丛生》这篇文章，受到启发，于是专程来医院脊柱专科门诊找我看看。

答

范教授解答

触诊王小姐的腹部，腹部柔软，无压痛，也无反跳痛。我让王小姐俯卧，发现其腰部肌肉僵硬，腰椎曲度反弓，右腰 3、腰 4 棘旁压痛。结合她的工作史得知，她从事文职工作，从清晨上班到黄昏下班，甚至有时还加班，基本上都是坐着工作，平时又不爱好运动，

导致腰部肌肉力量不足，我考虑她是腰椎椎体错位压迫神经导致腹痛。于是，我给她进行龙氏正骨手法复位，并指导其功能锻炼。经过几次治疗后，王小姐的腹痛完全消失了。

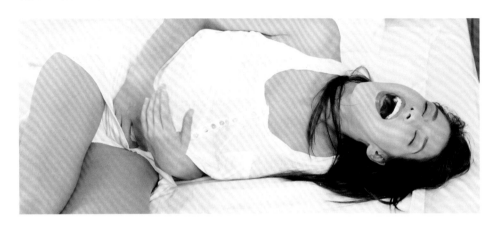

❷ 脊源性腹痛的机理

支配腹部脏器的神经是从腰部发出的，当腰椎生理曲度变直甚至反弓时，腹腔空间变小，腹腔里的脏器相互之间容易挤压；当腰椎椎体发生错位时，对穿出的神经产生压迫，导致腹痛的发生。

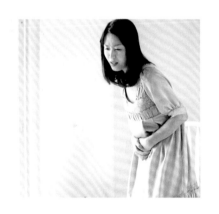

❸ 专家助你巧鉴别

位于腹腔里的脏器有多个，当发生腹痛时，我们往往会考虑这些脏器是否出了问题，这种思路是对的，器质性改变是我们在疾病诊断过程中优先要考虑的病因。然而不少腹痛在临床上并无表现出明显的器质性改变，也不伴有呕吐、腹泻或发热等症状，服用胃肠药后疗效不佳，病情反反复复，缠绵不愈，病人也十分痛苦迷茫，这时我们就要考虑脊源性腹痛的可能性了。

轻轻一咳嗽，腰痛走不动

① 咳嗽与腰椎间盘突出，分分合合的孽缘

令人不可思议的是，有人咳嗽还导致了腰椎间盘突出，验证了我常给患者说的一句话：动作太猛，容易导致椎间盘突出。

问

病例 陈先生今年 31 岁，之前不慎扭伤腰部，出现腰痛，经我手法治疗三次后，腰痛明显好转。前几天，陈先生因为患上咳嗽而腰痛复发，腰痛的程度比上次腰部扭伤更为剧烈，甚至还出现了左下肢的放射痛，走起路来也不顺畅了，到医院拍片，结果提示腰椎间盘突出。真是祸不单行，咳嗽没好，还得了腰椎间盘突出症。他怎么也想不通，自己人高马大，居然被一个小小的咳嗽给折磨出这么大的问题，想到此，陈先生一身冷汗……

一次咳嗽竟然会加重他腰痛的病情，看来，咳嗽与腰椎间盘突出症之间还真有着千丝万缕的联系。这剪不断的孽缘，恐怕许多人都没有意识到。

答

范教授解答 那么，咳嗽和腰椎间盘突出的孽缘从何说起呢？就拿陈先生来说吧，他是因为咳嗽而加重了腰椎间盘突出，从而出现了腰痛和左下肢放射痛的症状。

我们将要咳嗽的时候，很自然地会做出向前弯腰的动作，这时腰椎间盘向后突出的压力会增大；咳嗽时，腹部肌肉强力收缩，腹压急剧增大，

腰部在短时间内遭受了向后的极大压力。而向前弯腰和腹部肌肉收缩致腹压增大，这两个动作基本上是同时发生的，产生的效果是 1+1 > 2，此时腰部所遭受的压力是非常大的，如果患者本身腰部肌肉、韧带等力量不足，腰椎间盘就会很容易向后突出，从而压迫神经产生不适的症状。

　　陈先生之前腰部受过伤，虽然经过了治疗有所好转，但肌肉的弹性、力量等并没有完全恢复，这时猛烈的咳嗽一下子让"受伤"的腰部遭受巨大的压力，腰背部肌肉会出现不同程度的紧张和痉挛，脊柱应力改变，诱发原有腰椎退变疾病，从而导致腰椎间盘突出加重。

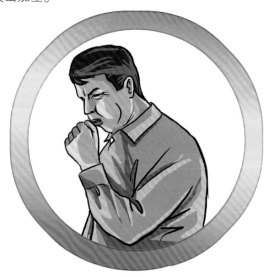

② 专家助你预防"咳"出来的腰痛病

　　①平时要注意腹肌及腰背部肌肉的功能锻炼。只有强大的肌肉支撑，我们的腰椎才得以维持稳定，才能在各种姿势中保持着很好的抗压能力。

　　②在咳嗽时，我们可以尽量挺直腰部，或者手扶桌椅、墙面或利用他人肩膀来减压，这样即便腹压增大，对腰部的压力也不会太大，就能避免腰椎的损伤。

　　③平日里做好保暖措施，预防感冒显得尤为重要，即使是炎炎夏日，也莫贪凉，不给咳嗽可乘之机。

曾经的**伤痕，**或是今天的痛苦

① 突发腰痛：20年前的恩怨情仇？

日常生活中，当大家肌肉拉伤或扭伤后一定要尽快正确医治，切不可一拖再拖。即使随着时间的推移，或许症状得以改善，但在未来的某个时候，旧病可能复发，此时带给你的麻烦可能更多。

问

病例 刘大伯今年70岁了，辛苦工作了半个世纪，本想好好享受天伦之乐，计划五一假期全家出国旅游，不料这小长假刚到，就突发腰痛，不能行走。阳光明媚的日子里，却待在家里哪都不能去，刘大伯这心情呀，甚是低落。假期一过，他就来到医院找我看病。

问诊得知，他近期并无因抬重物而扭伤或摔倒的外伤史，连日来天气也很好，没有感受风寒等情况，平时在家帮忙做点家务，身体并不感到疲累。我进一步追问他腰部是否曾经受过伤，他这才想起20多年前在乡下曾从2米高的土墙上摔下来，腰痛明显，无奈当时医疗条件差，只能在家卧床休息，让腰痛慢慢缓解。后来腰不痛了，也就不太理会了。这20多年来，他腰痛也没复发过，所以就不大记得以前摔倒的事了。

答

范教授解答 我经过详细体格检查后发现，他腰肌紧张，局部压痛明显，怀疑腰椎出现问题，立即予以腰椎X光检查，结果显示：L3（腰3）椎体向后I度滑脱，多节椎体骨质增生明显并多节椎体椎间隙变窄。

结合症状、病史、体征和 X 光片，我判断他的腰痛是由腰 3 椎体后滑脱造成的，当场为刘大伯施予龙氏正骨手法，纠正腰 3 椎体后滑脱，并指导其日常注意事项。

❷ 旧病复发："君子报仇十年不晚"

20 多年前的一次摔倒和现在的突发腰痛，到底有没有关系呢？如果有，它们之间又存在着什么样的联系呢？可以这么说，20 多年前的那次意外，刘大伯没有及时治疗，为日后腰痛复发埋下了一颗"定时炸弹"。

当时他从高处摔下来，虽然没造成骨折，但对腰部的韧带、椎间盘造成了一定的伤害，导致这些韧带的力量、椎间盘的弹性下降。他那时较年轻力壮，身体的自我调节能力比较强，当时摔伤后经过平卧休息，局部水肿炎症消除了，腰痛症状也就消失了，并且后期坚持锻炼，所以很长一段时间里腰痛都没有复发。但这种损伤在他身体里已经悄悄地扎下了根，随着时间的推移，受伤的韧带和椎间盘的力量不足以支撑日常劳作，这时人体就很"聪明"地做了些改变来提高身体的代偿能力。为了让腰部变得稳定，腰椎椎体就会出现骨质增生，附近的韧带会钙化，腰部表层的肌肉变得硬实，从而提高稳定性。

刘大伯如今 70 岁了，身体的调节能力已经大不如前，韧带、肌肉等代偿能力越来越弱，因此症状就会容易表现出来。加上腰部本身长期的代偿，导致局部韧带、椎间盘、椎体和肌肉的抵抗力直线下降，这样就大大延长了身体的康复时间。他的案例告诉我们，过去受过的伤都会为日后的伤痛种下祸根，别看当时没有什么反应，说不定多年后它就会复发来"报复"你呢，正好应了那句古话："君子报仇十年不晚。"

❸ 上工治未病，莫给身体埋下祸害的种子

古人常说：上工治未病。何为"治未病"？意思是在疾病刚起时或病情较轻时，就要及时治疗，甚至是在疾病形成前就把疾病的"种子"处理掉。这样，无论是在治病的精力、时间，还是在其他方面的投入，都会极大地降低。

在此，我要提醒大家的是：如果有摔伤，应尽早接受正规检查，必要时要及时治疗以恢复人体正常的生物力学平衡，避免出现严重症状。对日常的损伤不可忽视，不能因为当时症状不严重就掉以轻心，否则就有可能埋下祸害身体的种子。

二胎尚未生，腰痛已难忍

① 孕期腰痛难愈，当心腰椎错位

很多孕妈妈都有这样一个经历：随着胎儿的成长，腰酸、腰痛会慢慢出现，严重者还会影响睡眠。这多是孕妇负重太大所致，但有些孕期腰痛可能跟腰椎小关节紊乱有关。

问

病例　近日有一个孕妈带着这个疑问来找我看病。杨女士在怀孕第三个月时弯腰拿东西后出现腰痛，起初她没怎么把这腰痛当一回事，以为睡个好觉第二天起来就会改善。不料第二天醒后发现腰痛不仅加重了，甚至连翻身起床都有点困难，也不能久站久坐，于是她赶紧到当地人民医院就诊，结果被诊断为急性腰扭伤。接诊医生考虑到她怀孕的情况，不敢贸然给予消炎止痛药，建议其回家卧床休息，必要时热敷及按摩局部。她就安心回家休养了近一个月，可腰痛还是不见缓解，甚感郁闷。正当她束手无策的时候，经朋友提示，孕期腰痛可能跟骨盆有关系，于是满怀期待地来到医院找我。

答

范教授解答　挺着 4 个月大的肚子，杨女士缓慢地走进了我的诊室。考虑到她怀孕已有一段时间，不便在床上检查，于是我让她先坐下，再进行仔细的体格检查。触诊发现她腰 3、腰 4 棘间明显压痛，并向右明显偏歪，椎旁肌肉紧张，无双下肢放射，且无论是坐着还是站着，腰痛及腰部活动受限情况均无差异。结合患者病史，考虑孕期不能行 X 光检查，我判断杨女士的问题是腰椎小关节紊乱引起，跟骨盆关系不大。我当场为她行坐位下旋转摇搬法，纠正错位的椎体。做完手法后，她自觉腰部疼痛明显缓解。

② 孕期遇上腰痛——幸福并痛苦着

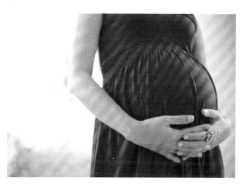

"怀里长出了美丽的花苞，鲜艳、娇嫩、可爱，轻手抚摸，不忍离手……"我们想象一下，孕妈坐在沙发上，老公蹲坐在地，轻轻地把耳朵贴近老婆肚子，静静地听着肚子里的小生命的活动……这是一幅多么温馨的画面。一只手摸着自己日益鼓起来的肚子，孕妈内心的幸福感也慢慢地堆积起来；而另一只手摸摸自己的腰背，却总会觉得有点酸痛——真是幸福与痛苦共存！

其实，孕期腰痛是很多孕妈都会遇到的问题，据调查，50% ~ 75% 的女性都会出现孕期腰背疼痛。有些孕期腰痛很快就能缓解，有些却把孕妈折磨得苦不堪言。孕期腰痛的情况各有差别，即便是同样一个腰痛的症状，但病因却有可能是不一样的，处理方法也就不同。

③ 孕妇出现腰痛的原因

①腰部负担过大

随着胎儿的发育，孕妇体重不断增加，其中肚子的增大最为明显。这无疑加大了孕妈的腰椎前凸，引起腰背部肌肉持续收缩，导致腰背部肌肉过度疲劳，引发疼痛。

②激素因素

怀孕中，孕妈体内会分泌一种激素，使骨盆、椎体等关节的肌肉、韧带松弛，便于日后胎儿的分娩，却也容易引起腰背部肌肉力量和弹性的不足，导致腰痛。

③体力下降

孕期中，孕妈运动量明显不足，体力下降，正常的姿态不能很好地保持，也容易引发腰痛。

腰椎间盘突出症 不一定要手术

① 不动手术，保守治疗显奇迹

腰椎间盘突出症，即使症状很重，也可以不用手术治疗，在诊断精准的前提下采用适合的保守疗法，往往能起到意想不到的效果。

问

病例 杜女士今年57岁，在江西吉安老家开了家小吃店，由于长时间地坐着，经常会感到腰痛，且缠绵不愈。大年初四的时候不慎伤到了腰，杜女士当时腰痛剧烈，痛处固定，同时还伴有左下肢的麻木感、放射痛，站立时腿麻不适感加重，在搀扶下可以缓慢行走数十米，于是家人立即送她去医院。医生给她做了腰椎MRI检查，并对她家人说明了病情：反复腰痛，磁共振显示腰椎间盘突出严重，已经严重影响到了生活，必须马上手术才能够根除症状。她和丈夫听后心情十分沉重，一来担心手术风险大，二来考虑到手术费用较高。她的女儿也是学医出身，四处向同事打听，大家都不约而同地向她推荐了我。抱着试试看的心情，他们当即决定来广州求治，时值春运，一票难求，只好自行驾车，不远千里地将她送来广州。

答

范教授解答 我为杜女士做了仔细的体格检查，采用三步定位诊断法的思路分析杜女士的病情，决定通过正骨手法以改善她的症状，不用手术，收住入院系统治疗。进院第一天，我给她针灸，并采用龙氏正骨腰椎动正整脊手法给她治疗，然后为她示范了几个训练动作。第一次治疗后，她明显感觉腰痛缓解了一半；第二天我去病房看望她，她可以在家人的搀扶下做治疗；第三天，她已能独自下床缓慢行走……

② 腰椎间盘突出症保守治疗的优势

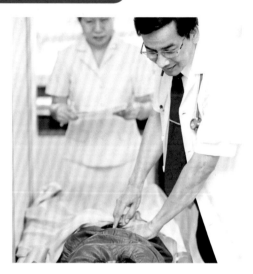

腰椎间盘突出症保守治疗具有"简、便、效、廉"的优势，手法整复、牵引、康复理疗、中医辨证施治（针灸、中药、穴位注射）、功能训练等都可以解除肌肉痉挛，起到镇痛效应，恢复腰椎的正常解剖序列，松解神经根粘连，改善血运，改变神经根与椎间盘的位置关系，解除压迫，能使突出髓核的部分还纳，效果显著，无论是从医疗价值还是经济效应上，都适合大部分患者。

③ 诊断精准，是治愈疾病的关键

保守治疗要求我们在诊断的时候坚持审慎、对患者负责的态度，同时要相信自己，做到镇定自若、冷静思考，前提是必须掌握扎实的基本功，总结起来五个字——"精、慎、定、善、信"。诊断明确，再重的腰椎间盘突出症以及其他重症疾病，我们都能够顺利地找到最佳解决方案，而不是一味依赖于手术。

反复便秘，检查一下脊柱

① 多年便秘，一招见效

　　一个人长期便秘的话，我们的惯性思维会认为，很可能是肠胃出了问题。但便秘都是肠胃问题吗？我看未必！

问

病例

　　杨先生今年 45 岁，患有便秘三年多了，有时两天一便，有时三天一便，每次排便费力、大便干结，胃镜、肠镜每年都做，并没发现肠道有问题。他内服中西医药物，腹部贴敷各种药膏，陆陆续续有两年多了，也没见症状改善。他考虑可能是工作压力大所致，放假一段时间，身心都彻底放松后，也未见便秘有所缓解；至于运动方面，他每天都有散步半小时的习惯，也没见病情好转。在杨先生苦恼之际，好友提醒会不会跟脊柱有关系呢。于是，带着这个疑问，他来到医院找我看看。

答

范教授解答

　　由于长期大便不畅和饮食不良的问题，杨先生显得大腹便便。详细了解杨先生的病史后，我考虑不是肠道本身器质性的问题导致其便秘的。仔细触诊杨先生腰部，发现腰部肌肉紧张，两侧肌肉高低不平，腰 1 至腰 3 棘旁有明显的压痛，结合影像学资料，我判断杨先生的便秘跟腰椎错位有直接的关系。于是，我给杨先生错位的腰椎予以手法复位，教其平日里多练习平板支撑以增强腹压。一个疗程后，杨先生便秘的症状明显改善，恢复到每日一便了。

❷ 专家助你巧鉴别

便秘，在普通人身上太常见了，包括小孩子、青年人、中年人、老年人，可谓是涵盖了各个年龄阶段，以老年人多见。导致便秘的原因，可能是肠道本身的病变，也可能是腰椎错位引发的，还有其他方面的原因。不同原因导致的便秘治疗方法是截然不同的，在日常生活中，我们如何鉴别呢？究竟是肠道的问题，还是腰椎的问题，或是其他的问题呢？

肠道本身的问题导致的便秘，肠镜检查或其他影像学检查可以看出异常，另外随着年龄的增大，肠道蠕动能力下降，便秘发作的机会也就增大了；而腰椎错位压迫神经导致的便秘，肠道本身并无异常，而腰部肌肉比较紧张不适，腰椎曲度发生改变或通过影像学可看到腰椎椎体偏歪，当身体得到充分休息、放松时，便秘可缓解。

❸ 腰椎错位性便秘的自我调节

针对腰椎错位产生的便秘，除了相应的治疗，日常生活中通过简单的方法去预防也是非常重要的。

①增强腹部肌肉力量

排便时需要腹部肌肉收缩，提高腹部压力，从而帮助大便排出。如果腹部肌肉力量不够的话，压力不足，大便的有效排出就会受到影响。因此，增强腹部肌肉力量是改善便秘的重要手段。平时可练习腹式呼吸，做平板支撑、卷腹等动作。大腹便便的人，尤其需要通过锻炼来增强腹部肌肉的力量。

②增强腰部肌肉力量

对于腰椎错位引发的便秘，增强腰部肌肉的力量、维持腰椎的稳定性是关键。平时坐姿中，要挺腰而坐，坐着时间过久的话可适当站起来走动一下。"葛优躺"这个姿势对腰椎的伤害是非常大的。增强腰肌的锻炼，可选择拱桥式（第154页）、飞燕式（第155页）等动作，每天坚持练习，大有益处。

③养成定时排便习惯

中医认为，早晨5点到7点是大肠经开穴运行时间，此时大肠经正旺，大肠蠕动能力强，选择这个时间段排大便的效果是最好的。不同工作性质的人，睡眠时间可能不一样。总体而言，养成比较固定的排便时间，有利于预防便秘的发生。

膝痛 的病根竟然在腰上

① 长久膝痛，实则腰病

当我们维持长时间的坐位，突然起来，或转身动一下，膝盖会比较容易"咯噔"地发出声响。临床上，只有响声而不伴有疼痛，一般认为是生理性的弹响，无须治疗，只要平时稍微注意一下就可以了；既有响声，又有疼痛时，就需要介入治疗了。

问

病例　　陈小姐是一名职业女性，平时穿着多以高跟鞋和正装为主。最近半年，老觉得右侧膝盖酸痛不适，上下楼梯酸痛明显加重。去过不少私人诊所治疗，右侧膝盖酸痛的情况没多大改善，后来甚至走平路有时也会"咯噔"地响。她也曾试过给膝盖连续贴了一个月的药膏，也不见膝痛缓解。苦恼之际，她在朋友的介绍下，来到医院找我看看。

答

范教授解答　　详细检查陈小姐的膝盖，有轻微压痛和叩击痛，体格检查阴性。再认真观察她的体形，骨盆前倾；触诊腰部的肌肉，发现相当紧张，并在腰3有明显的压痛。结合陈小姐的治疗经过和影像学检查，我判断她膝盖痛是腰3错位压迫神经引起的，并非是膝盖本身的问题。于是，我给陈小姐腰部进行手法复位，并矫正骨盆。治疗完毕后，陈小姐膝盖酸痛不适的症状当场就消失了。此外，我还一并叮嘱她平时尽量少穿高跟鞋和注意局部保暖。

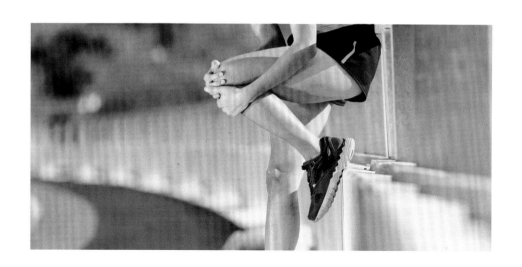

② 膝痛背后的机理

　　从关节相间原理上讲，膝关节是一个稳定关节，功能相对局限。在结构上，膝关节介于髋关节和踝关节之间，在日常生活中，膝关节更多是扮演力的传递者的角色。膝关节发生毛病，有可能是膝盖本身的问题，也可能是身体的其他地方出了问题。病例中导致陈小姐膝痛的病因在腰那里。这是因为支配膝关节附近肌肉的神经是从腰椎发出的，当腰椎发生病变时，比如错位，就容易压迫到相应的神经，比如股神经，导致控制大腿前侧肌肉的力量不足，造成膝盖在日常生活中受力过大，产生损伤。

③ 专家助你巧鉴别

　　导致膝关节疼痛的原因，有膝盖本身的问题，也有腰椎出了问题的。那日常生活中，有什么简单的方法鉴别一下吗？其实不难区别二者。

　　如果是膝关节伤了，会产生膝盖疼痛，走路或上下楼梯更明显，局部容易怕冷，严重的膝关节会肿胀，甚至是变形；如果是腰的问题引起的话，膝盖也会在日常活动中发生疼痛，活动受限，此外腰部肌肉也容易酸痛不适，在躺下或腰部做了某些动作后，膝盖疼痛会得到缓解。

范教授 防治腰椎病小妙招

① 腰椎舒缓按摩法

腰椎病主要引起的是一些腰腿痛的症状，如腰腿活动不利、肌肉僵硬、酸痛无力，这时我们可以做一些简单易行的按摩来缓解疼痛（必要时请及时就医）。

①腰部按摩法

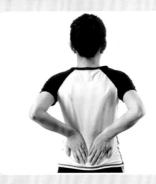

→双手对搓至热，用双掌心对着腰部上下擦摩36遍（一上一下为一遍）。

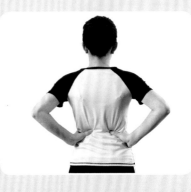

→双手抓握腰部（拇指朝后），用拇指由上而下捏按两侧腰部36下。

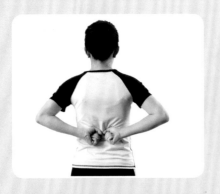

→双手分别握拳叩击两侧腰部36下。

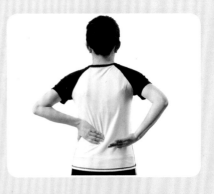

→两手掌分别拍打两侧腰部36下。

②点按揉穴位

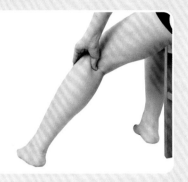

→点按委中穴，用拇指点按委中穴36下。委中穴在膝关节后面，腘窝横纹线正中处。

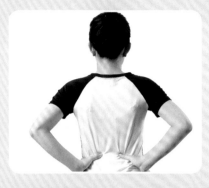

→按揉肾俞穴，双手拇指指腹分别置于肾俞穴，按揉36下。肾俞穴在腰部第二腰椎棘突下旁开1.5寸处，与命门穴相平。

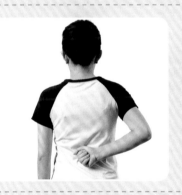

→按揉命门穴，右手或左手握拳，以掌指关节最突起部（拳尖）置于命门穴，按揉36下。命门穴在腰部第二腰椎棘突下的凹陷中，与腹部脐中（神阙穴）相对。

② 腰椎强化拉伸操

适当的拉伸可以促进腰肌的血液循环，改善软组织粘连、挛缩的情况，简单易行，对腰椎病的防治有显著作用。

1 侧卧转体拉腰法

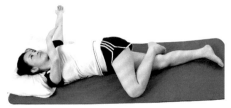

→右侧卧位，头颈均在枕头上，头稍后仰。

→右腿自然伸直，左膝屈曲放于右腿上，左足背扣于右腿上。

→左手臂伸直打开并置于身体后侧，右手臂屈曲置于胸前。

2 "燕子飞"

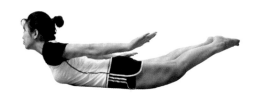

→身体背向上平卧于床，以腹部为支点，身体向后反弓挺起。

→要求头尽量向后仰起，四肢伸直，尽量向后抬起（30 秒一次，可做两到三次）。

3 转体弓箭步

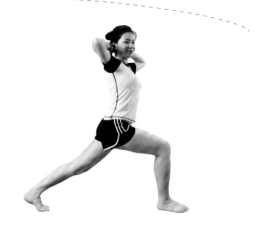

→右脚在前，右膝屈曲 90°。左腿往后伸直（左膝盖不能屈）。

→双手掌重叠抱住颈后（手指不互叉），上身挺直向右侧转体（转 10 下为一组，可做两到三组）。完成后换对侧。

4 平卧交替抬脚

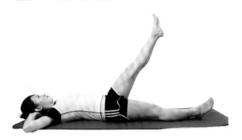

→仰卧位，双手掌重叠抱住颈后（手指不互叉），左腿伸直慢慢抬起至 60° 左右。

→左腿慢慢放下，换右腿慢慢抬起至 60°，如此交替（交替 5 下为一组，可做两到三组）。

5 拱桥运动

→仰卧位，双脚收缩与床面呈 90°。

→以双脚掌及头部为支点，身体向上拱起如拱桥状（停留 1 分钟为一次，可做两到三次）。

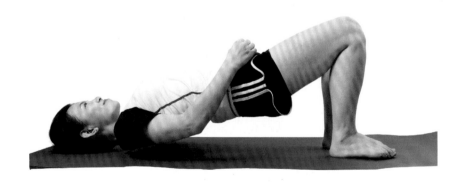

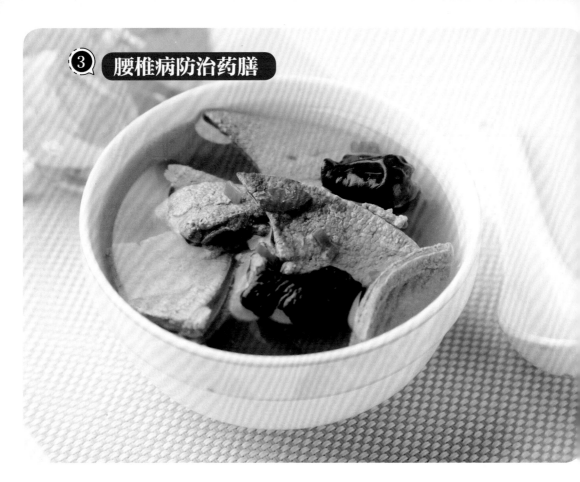

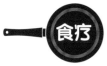 # 木耳田七猪肝汤 ------------------

材料： 黑木耳 10 克，田七 5 克，百合 10 克，枸杞 5 克，红枣 15 克，
猪肝 120 克。

调料： 盐适量。

做法： ①锅中注水烧开，倒入猪肝汆煮去血水，捞出沥干。

②砂锅注入清水，倒入木耳、红枣、田七，煮 30 分钟。

③倒入枸杞、百合，续煮 15 分钟，最后倒入猪肝拌匀，加
盐调味即可。

 功能主治 活血化瘀止痛。适用于腰部刺痛、痛有定处、痛处拒按，舌暗红或
有瘀点的瘀血腰痛，或者急性腰扭伤。

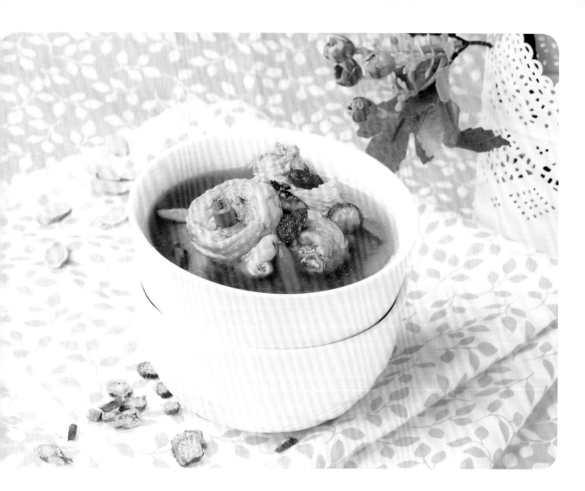

田七黄芪煲鸡汤

材料： 田七 5 克，黄芪 5 克，枸杞 5 克，麦冬 8 克，丹参 5 克，土
鸡 200 克。

调料： 盐适量。

做法： ①锅中注水烧开，倒入鸡肉块，汆煮片刻去血水，捞出沥干。

②砂锅中注入清水，倒入土鸡块，放入田七、黄芪、丹参、麦冬，
拌匀，煮 1 小时。

③倒入枸杞拌匀，续煮 20 分钟，加盐调味即可。

 功能主治 益气活血，消肿止痛。适用于面色淡白或暗滞、身体疲倦乏力、气
少懒言、腰部疼痛如刺、舌淡暗或有瘀点的气虚血瘀型腰痛。

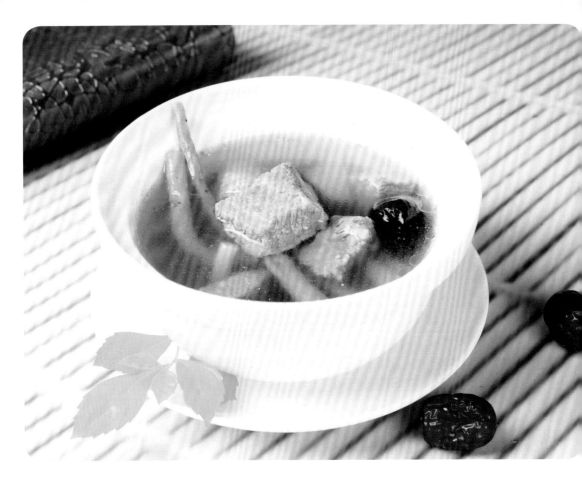

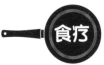 **田七党参瘦肉汤**----------------------------

材料： 瘦肉180克，田七10克，党参20克，红枣30克，姜片3片，
葱段少许。

调料： 盐少许。

做法： ①将洗净的瘦肉切大块，入沸水汆去血渍，捞出沥干。

②砂锅中注水烧热，倒入瘦肉块，放入党参、红枣、田七、姜片、
葱段，拌匀，煮至食材熟透。

③加入少许盐，拌匀，略煮至汤汁入味即可。

**功能
主治** 益气活血止痛。适用于全身容易疲倦乏力、气少懒言、腰部刺痛、
舌淡暗的气虚血瘀型腰痛。

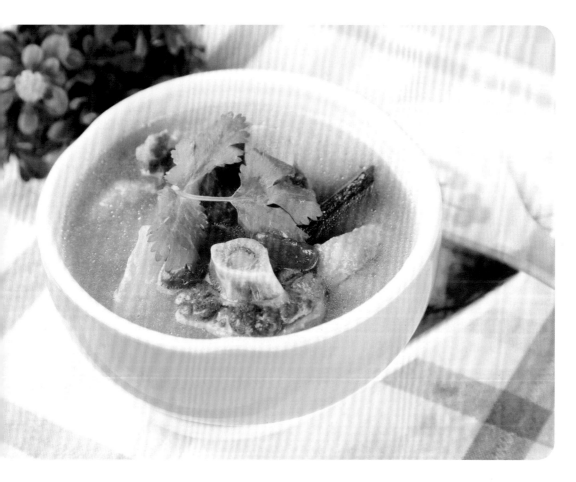

杜仲牛尾补肾汤

材料： 牛尾段 270 克，杜仲 30 克，枸杞 5 克，姜片 3 片，香菜少许。

调料： 盐、鸡粉、黑胡椒粉各 2 克，料酒 7 毫升。

做法： ①沸水锅中放入洗净的牛尾段，汆去血水和脏污，捞出沥干。

②砂锅中注水烧开，放入牛尾段、杜仲、姜片，淋入料酒，煲煮 1 小时至牛尾段变软。

③放入枸杞搅匀，续煮 10 分钟，加盐、鸡粉、黑胡椒粉调味，盛出煮好的牛尾汤，装在碗中，放上香菜即可。

功能主治 补肾壮阳，强筋壮骨。适用于腰部隐隐作痛、酸软无力、局部发凉、喜温喜按、面色㿠白、肢冷畏寒的肾阳虚型腰痛。

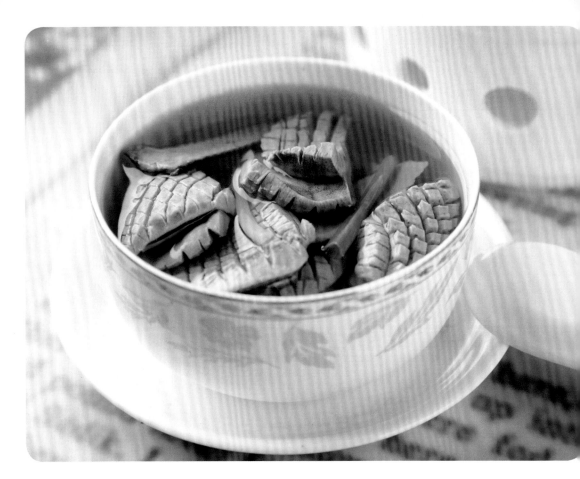

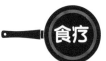 桑寄生炖猪腰 -

材料： 桑寄生 10 克，猪腰 200 克，姜片 3 片，葱段少许。

调料： 盐 2 克，鸡粉 2 克，料酒 7 毫升。

做法： ①洗净的猪腰切开，切去白色筋膜，再切上网格花刀，切大块。

②砂锅中注水烧热，倒入桑寄生、姜片、葱段、猪腰，淋入料酒，拌匀，煮 30 分钟至食材熟软。

③加入盐、鸡粉，搅匀调味即可。

 补肾强筋，除湿止痛。适用于腰部酸痛乏力、喜温喜按、阴雨寒湿天加重的肾虚寒湿型腰痛。

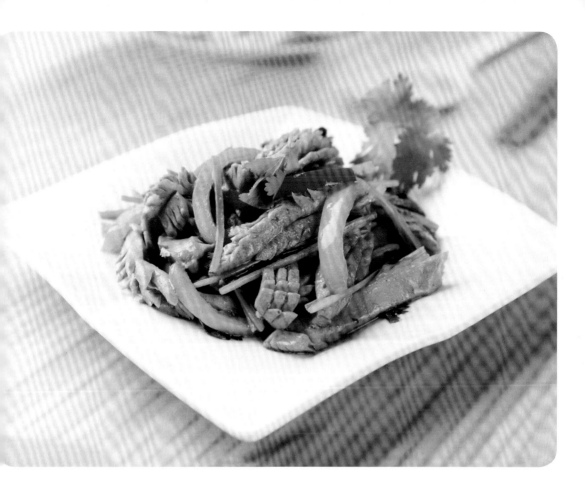

香菜炒猪腰

材料： 猪腰 270 克，彩椒 25 克，香菜 120 克，姜片少许，蒜末少许。

调料： 盐 3 克，生抽 5 毫升，鸡精 2 克，料酒、水淀粉、食用油各适量。

做法： ①洗净的香菜切长段，洗好的彩椒切粗丝。

②处理好的猪腰切开，去除筋膜，切花刀，改切成条形，加盐、料酒、水淀粉、食用油，腌渍入味。

③油爆姜片、蒜末，倒入猪腰，淋入料酒，炒匀，放入彩椒炒至熟软，加适量生抽、鸡精炒至食材入味，撒上香菜，炒出香味即可。

 功能主治 补肾强腰。适用于腰部酸软乏力、夜尿频多的肾虚型腰痛。

生活养护知多点

　　腰椎病会给大家的生活造成很大的困扰，那腰椎病患者在日常生活中应注意哪些呢？下面就来了解相关知识，相信会对大家有一定的帮助。

①抱重物时尽量不要远离身体躯干，应贴近身体利于腰椎稳定。

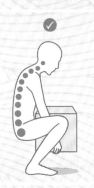 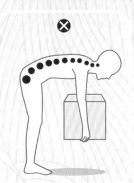

②搬重物时不宜直膝弯腰，应屈膝屈髋以减轻腰部受力。

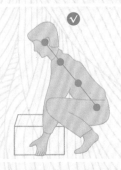 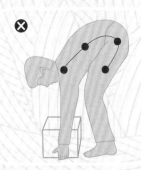

③不要一侧手长时间提重物，可双手均匀提重物。

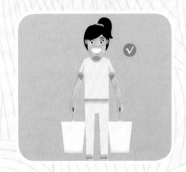 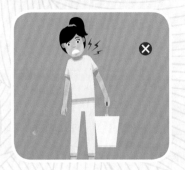

④**坐着时不要盘腿坐（腰部承受压力过大），腰背尽量挺直。**

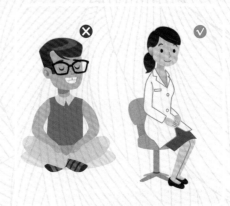

应选择可调式靠背椅，使腰部有所依靠，减轻腰部负担；连续坐位姿势超过 1 小时者，应起立活动一下腰部，防止腰部的肌肉劳损、小关节移位、椎间盘损伤。

⑤**不宜久坐久站（导致腰肌紧张），适当调整休息。**

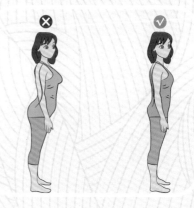

平时站立时应养成正确的姿势，双膝关节微屈，臀大肌轻度收缩，自然收缩腹肌，腰椎轻度变直，减少腰骶角，增加脊柱支撑力。

⑥**选择软硬适中的床垫。**

坚硬的床垫不能满足人体脊椎生理曲度的需要，人躺在上面会使腰部悬空，无法很好地承托腰椎，必须靠腰背肌肉支撑脊柱，使腰背肌肉处于僵硬紧张状态。长期使用硬质床垫将形成不良睡姿，导致脊柱错位，失去原有的自然生理曲度，压迫脊柱相应神经，导致相应器官发生病变。当然也不是越软的床垫越好，长时间睡软床，使人体受压部位下沉，椎间盘得不到休息容易向后突出，挤压椎管内神经根；椎体之间出现移位，形成滑脱，使局部椎管狭窄，导致行走困难和腰腿痛。

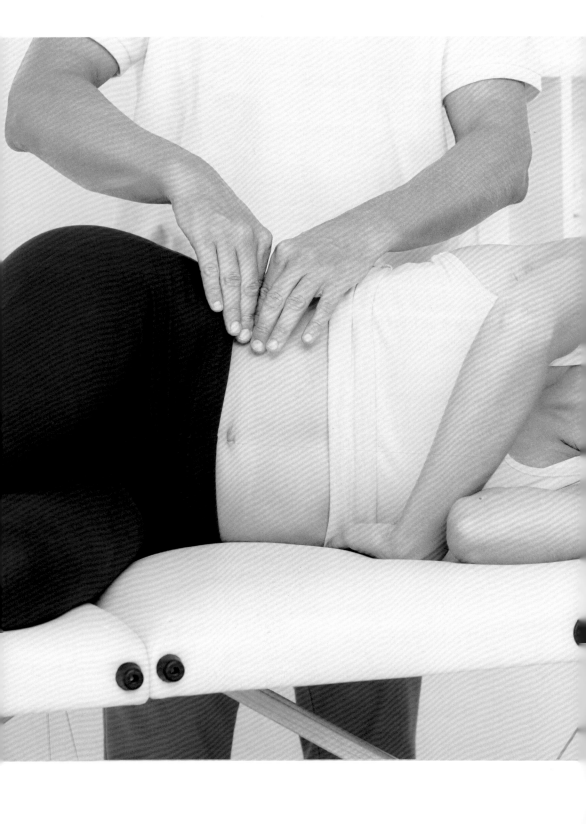

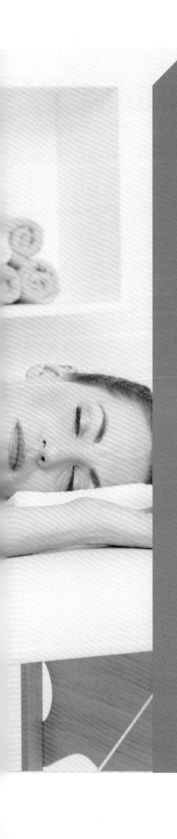

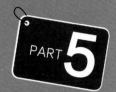

PART 5

骨盆问题，难言之隐、难言之痛

　　骨盆是脊柱的基座，对脊椎起着承载作用，长期的不良体态容易导致骨盆发生侧摆、旋转、前倾、后倾的现象。骨盆一旦偏离正确位置，会给身体带来不利影响。痛经、腰痛、性功能障碍、不孕症以及前列腺疾病都与骨盆不正有关。本章节为大家具体介绍骨盆问题所带来的诸多难言之痛。

女人痛经 竟是骨盆不正所致

① 治腰痛，止痛经

翻看最近我接诊的门诊记录，发现女性腰痛的比例还真是不低，并呈低龄化趋势。这些患腰痛的年轻女性，以办公室一族居多，爱穿高跟鞋、着短裙装、跷二郎腿等不良习惯给女性朋友们的健康埋下了隐患。就拿我最近碰见的一个病例来说吧。

问

病例 　陈女士今年刚满 25 岁，才工作两年，就已腰痛半年。在找我看病的时候，我发现她除了腰痛外，还脸色晦暗，满脸青春痘。原来陈女士患上腰痛之后，在每次月经到来时都会伴随剧烈的腹痛，不仅如此，睡眠质量也开始慢慢下降，变得容易发脾气。她尝试过找妇科医生调理痛经，但症状并没有明显改善，最近腰痛得厉害，于是来医院找我治疗。

答

范教授解答 　查体发现，陈女士骨盆前倾，腰椎生理曲度过大，左右两侧髂骨高低不平，导致腰椎周围肌肉受力不均，从而出现了腰痛。结合龙氏治脊疗法三步定位诊断，我判断陈女士是骨盆旋移症，于是用正骨手法纠正陈女士的骨盆错位，并改善腰椎过大的生理曲度，她当场觉得轻松多了。我根据纠正骨盆高低不平和改善腰曲过大的治疗思路给她做了几次治疗后，她的腰痛完全好转，月经时也不再腹痛了，睡眠质量也明显改善，脸上的痘痘也不知不觉消失了许多。"想不到过来看腰痛，还顺便起到了美容的效果！"陈女士紧锁多月的眉头终于在这一刻舒展了，昔日靓丽活泼的青春女孩如今又回来了。

② 骨盆歪，问题来

骨盆不正会导致腰痛，想必很多人都能理解，毕竟骨盆作为腰椎的根基，是腰椎力量来源的基石。如果骨盆偏歪，腰椎就要做出相应的偏歪来代偿以适应力学结构的稳定，从而导致腰部肌肉力量不平衡，引发腰痛。

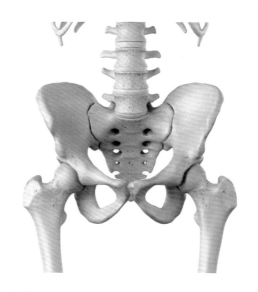

那痛经跟骨盆又有什么联系呢？我们知道，骨盆内有女性卵巢、子宫、膀胱等重要脏器。骨盆与脏器的关系好比是房子跟家具的关系，如果房子倾斜了，里面的家具的位置就会发生改变。骨盆偏歪，会导致其中的卵巢、子宫等器官的位置发生改变，形态发生扭曲，引起血液循环不畅；另外，骨盆不正导致腰椎发生偏歪，压迫神经，影响盆腔内脏器的正常神经传导，从而引发痛经。

③ 专家助你巧鉴别

骨盆偏歪检测法：

身体仰卧在床上，完全躺直。双手拇指分别摸两侧下腹部前内侧的骨盆尖，并感觉它们的位置关系：

①高度是否一致。正常情况下，两边骨盆尖的高度是一致的。如果两边的骨盆尖一边较高，一边较低，说明骨盆左右旋转了。

②与水平线是否平行。正常情况下，两边骨盆尖的连线是平行于左右方向水平线的。如果两边骨盆尖的连线，与左右方向的水平线不平行，说明骨盆左右倾斜了。

骶椎是具有一定的生理曲度的，骨盆的前倾或后倾须配合影像学才能更好地判断。

揭露 产后腰痛 的真面目

❶ 产后腰痛，谁动了我的"小蛮腰"

"十产九痛"，本来以为孩子生下来后终于可以喘一口气了，哪料到，平日里弯腰抱孩子，坐着喂一会儿奶，或者久站一会儿，腰就痛得不行，不但原先的"小蛮腰"不在了，就连身子都直不起来，严重的时候甚至连站立都成问题。产后腰痛，这是妈妈们最可怕的噩梦。

问

病例

就拿我前几天接诊的患者小杨来说，她今年 28 岁，半月前刚产下了二胎，开始的时候，她自觉双侧腰骶部疼痛，右侧为甚，都不敢大力迈步走路，整天躺在床上休息，且只能是右侧卧位，生活难以自理，叫苦不迭。于是到我市某医院就诊，被诊断为骶髂关节炎。谨遵医嘱服药加卧床，半个月过去了，症状却一点也没有减轻，甚至连上洗手间都要家属搀扶。这么严重的腰痛，该如何是好？后经朋友介绍，她来医院找到了我。

答

范教授解答

初诊杨女士的情景给我留下了深刻的印象：她面容憔悴，是家人用轮椅把她推进来的，上治疗床检查也是家属帮忙抬腿。我细问病史，患者平素体健，读书时还是校田径队队员，未曾出现过这样的疼痛，今年满怀期待地生了二胎，没想到却出现了这样的疼痛，真是百思不得其解。我继续追问病史，原来患者产后睡觉时因为婴儿在床的右边，所以一直处于右侧卧位。我给她仔细查体后发现：右下肢比左下肢长，右侧骶髂关节明显压痛，骨盆向右倾斜，右侧髂骨明显旋前，左侧髂骨旋后，右侧髋关节各项活动度明显受限，双侧"4"字征阳性。经三步定位诊断，除了骶髂关节炎外，患者还合并有骨盆旋移症。我采用龙氏正骨手法给她治疗了几次，虽然骨盆错位未完全纠正过来，但腰骶部疼痛的症状明显减轻，基本能正常活动了。

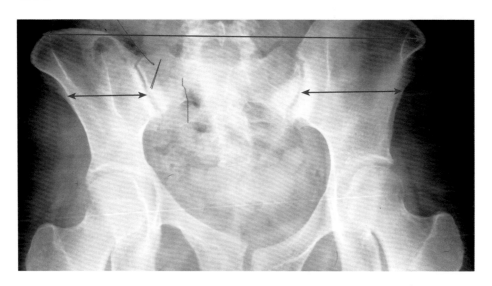

② 骨盆错了位，产后腰痛来

看完杨女士的例子，相信各位心里已经大致有数了，追根溯源，产后腰痛的元凶居然是骨盆错位。

我们知道，女性的肌肉和韧带一般较男性更加柔软松弛及无力，再加上女性生理期及孕期体内激素水平波动较大，平时缺乏运动，更容易导致脊柱、关节、骨盆发生错位，从而引发疼痛。其中，产妇会表现得更明显，为什么呢？

因为孕妇产后，体内激素水平经历了过山车样的改变，以及腹部和腰部等相关部分的肌肉松弛无力。我们知道，子宫的正常位置是前倾、前屈，如果发生子宫脱垂，子宫就会沿阴道向下移位，引起腰痛。此外，孕产妇非常容易缺钙，加上起居不慎，以及怀孕期间的生理变化、体位变化等产褥期有关问题，均会影响骨盆的恢复，一旦出现了比较严重的骨盆错位，就很难通过正骨手法将其纠正。

腰痛难治，根在骨盆

① 骨盆"捣蛋"，腰部成了"替罪羊"

腰腿痛并不好治愈，有的即便当时治好了，过两天又复发，甚至十八般武艺全上了，疗效依然不好，症状反反复复，正可谓"病人腰痛，医生头痛"。下面为大家介绍一个特殊的治疗案例：

问

病例

刘先生虽年近 50 岁，但热爱跳舞，每周有固定的三次跳舞。可自从一年半前腰痛开始，刘先生跳舞的次数明显减少了，身姿也不再那么灵活了。腰痛厉害的时候，他甚至差点起不了床。在家附近找过按摩，也接受过医院的针灸、推拿治疗，但疗效并不理想。最后他在朋友的介绍下，来医院找我看看。

答

范教授解答

触摸刘先生的腰部，感觉到腰肌相当僵硬、厚实，可知他的腰部经常被大力按摩，以致腰部肌肉代偿性增生、肥大。两边髂棘明显不等高，右下肢比左下肢长约 1.5 厘米。结合其长久的病史及治疗经过，我考虑导致刘先生腰痛的原因并不在于腰部本身，而在于骨盆。他患的是骨盆旋移症，按腰痛来治，效果当然不理想。于是，我对刘先生歪斜的骨盆予以纠正，他当场觉得腰部轻松多了。一个疗程的治疗后，他的腰痛完全好了，可以重返舞台了。

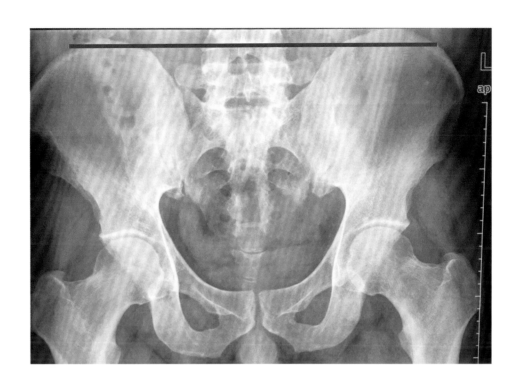

② 自我判断骨盆是否旋移的方法

①脸部的表情有差异：骨盆移位的人，其脸部左右不对称，如眼睛一大一小，上眼睑一双一单，下眼睑一个肿胀一个无肿胀，鼻子不挺直，鼻孔不等大，人中沟不垂直，嘴角不在同一水平线上，两耳不在同一水平线上。

②站立时，身体前倾，出现腰痛。

③坐在椅子上不自觉地把腿盘起。

④走路的时候，膝盖外屈，容易绊倒。

⑤伴随疲惫、失眠、食欲不振等症状。

⑥对着镜子看看身体腰部以下，两边是否有不对称的情形，比如大腿关节是否突出，双脚是过于内八还是外八，两边臀部是否不一样大。

⑦用手摸摸自己的腰部后方下面两侧，是不是太过于厚硬，两边的腰是否一前一后或一高一低。

⑧平躺时观察自己的脚跟是否在同一水平线上，有无长短脚。

性功能障碍

① 不能说的秘密

每个人心中都有属于自己的小秘密，很多人都会珍藏着它。而有的时候，有些秘密需要说出来，一方面是解脱，另一方面也是寻求帮助，尽早解决问题。

问

病例　李先生今年三十有余，工作稳定。很多人到了这个年龄段，早已为人父了，李先生也早就有当爸爸的想法了，也行动了，可是老婆就是怀不上小孩。经专科检查，原来是李先生的问题，阳痿、精子数量跟精子活力都不达标。心急如焚的李先生到处治疗，也曾找过民间偏方治疗，均无效果。后来他在朋友的教育和鼓励下，来到医院找我，试试调整脊柱的疗效。

答

范教授解答　详细了解李先生的病史后，我开始给李先生进行体格检查。其两侧腰肌紧张，且呈现不等高，腰5棘旁压痛，骨盆偏歪，有明显的"长短腿"和"阴阳腿"。经三步定位诊断后，我判断李先生是骨盆旋移症。当场给他进行了手法复位，同时针对性地施用针灸和中药内服调理，并叮嘱其每天进行相关的骨盆稳定训练和腰背肌肉的锻炼。李先生经过定期的门诊治疗和日常运动的配合，3个月后，其妻"有喜"了。

② 背后的机理

男性不育竟然跟骨盆有关系？答案是肯定的。支配阴茎的神经来自骶2～4神经，阴茎的正常勃起跟副交感神经的兴奋性直接相关。如果盆骨错位，久之，腰椎发生代偿，也会错位，就会压迫支配生殖系统的神经，导致副交感神经的功能失调，从而导致阴茎功能的异常。另外，在正常的性生活中，男性骨盆是要行使后倾这个功能的，一旦骨盆错位，这个功能的使用受到了制约，就会影响到性行为的正常进行。

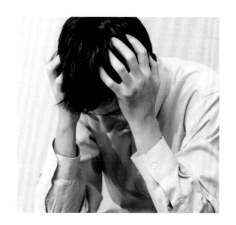

③ 专家教你远离难言之隐

①改掉不良生活习惯

男性性功能障碍涉及多方面的原因，不良的生活习惯是其中的一个重要原因。不加节制地抽烟、喝酒、熬夜，不规律的饮食方式，无一不在伤害着身体。尤其是熬夜，会严重透支身体，导致身体各器官的恢复能力下降。

②合理释放压力

有些男性患者，性功能障碍源于过大的心理压力，包括工作上和生活中的压力。可通过多与妻子或他人聊天、适当户外活动、夫妻双方互相帮助等，释放压力，激发对生活的热情，对新生命的热爱，从而营造出健康的精神环境。

③选择合适的锻炼项目

跑步、打篮球、游泳等运动都有利于增强体质，改善全身的血液循环，能有效提高局部的肌肉收缩能力。此外，在全身运动的基础上，适当进行局部的运动，无疑是锦上添花。比如深蹲，可以锻炼臀部肌肉的力量；举腿卷腹，可以锻炼腹部肌肉的力量。这两类动作，有利于骨盆后倾动作的有效输出，可以增强男性阴茎的收缩能力。

不孕症

① 本治腰痛，巧通孕路

生育宝宝是每个成年女性的神圣使命，但如今我们身边经常会有不能生育或怀孕困难的女性，究其原因多半是内分泌紊乱所致。但其实，不孕症或许与脊柱有关哦！下面就向大家介绍一例这样的案例：

问

病例

某日临近下午5点半，我正准备下班回家，这时从门外突然走进一位年轻的女士，她脸带笑容，开门见山地说："范教授，见到您真好！我今天来这里是谢谢您的！"我摸不着头脑："嗯？"美女笑着说："范教授，您可能不记得我了，我之前找您看过病，全靠您治好了我的腰痛，之后我就顺利怀孕了，我现在是孕周第八周了……"美女开心地诉说着，我这才想起了事情的始末。

这位梁女士，在29岁的时候顺利怀上了二胎。然而，在怀孕6个多月时，某天她一不小心滑倒了，腰部着地，引起腰骶部剧烈疼痛，虽然及时到医院就诊，但肚子里的小生命最后还是流掉了……经过半年的身心调理，梁女士已经走出了伤心的阴影，身体也恢复到良好的状态，但在接下来的时间里，总是不能顺利地怀上小孩。为此，她走遍了各大医院，进行了长时间的药物调理，可还是不能如愿。自那次意外着地后，梁女士的腰部一直隐隐作痛，但求子心切，她并没有太在意，平时也只是热敷局部以求缓解，直到家人强烈希望她先把腰痛治好时，才来到广东省第二中医院找到了我。

答

经过详细的病史问诊和体格检查，我发现梁女士腰 5 压痛明显，中医的八髎穴部位也有不同程度的压痛，腰椎侧弯，骨盆也有明显倾斜。经三步定位诊断后，我诊断梁女士是腰椎小关节紊乱合并骨盆旋移症。于是给她进行了手法复位，纠正偏歪的腰椎和骨盆，扎针时对八髎穴进行了强刺激，以调和经气、促进恢复，同时叮嘱梁女士平时注意姿势和进行适当的功能锻炼。做了几次治疗后，梁女士腰部基本上不痛了，也就没来看诊了。意想不到的是，腰痛好了之后，她竟然顺利怀上小孩了。

② 总是怀孕失败，恐与脊椎有关

中医认为，女子怀孕与全身的经络息息相关，肾气足、经络通、气血旺是能正常怀孕的基本条件。其中，督脉主一身阳气，任脉主一身之血，冲脉则为经脉之海，五脏六腑都要靠它们支配，而这三条经脉都起于胞中，循行于腰部。

胞中，位于我们的腹腔和盆腔之中，为精气所聚之处，是人体生命之根。从解剖上看，腰椎和骶椎发出的神经支配着腹腔和盆腔的器官，而这些器官的正常运作有赖于腰骶丛神经的正常指挥。因此，如果腰椎或骨盆偏歪了，压住了发出

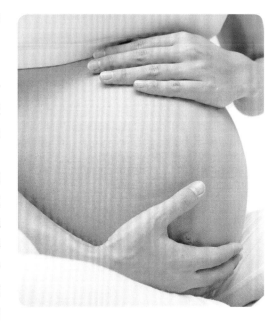

的神经，受这些神经控制的生殖系统就会发生功能紊乱，引起肾气不足、经络不通、气血不旺，导致一系列的妇科问题，甚至引起不孕。这时，把错位的椎体或骨盆复位，让受压的神经重新正常工作，女性生殖系统的功能得到恢复，受孕成功就是很自然的事情了。

范教授 防治骨盆问题新主张

① 骨盆舒缓按摩法

骨盆偏歪了，相应神经受压和肌肉受牵拉，会导致腰痛、女性痛经、男性性功能障碍等毛病。下面介绍一下针对骨盆偏歪的按摩手法。

①掌击八髎穴

→八髎穴，又分上髎、次髎、中髎和下髎各一对，左右共八个穴位，分别在第一、二、三、四骶后孔中。（见图5-1）

→站立或坐在凳子上，全手掌或手握空拳，左右手轮流对着八髎穴轻轻叩击，各拍打36下。（见图5-2）

→每天可重复操作5遍。注意拍打的力度要轻，一秒钟拍打一次的节奏。随着拍打次数的增加，骶部可有酸麻发胀的感觉。此拍打有振发阳气的功效。

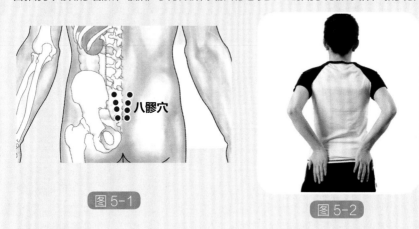

图5-1

图5-2

②推擦臀部

→站立，手指合拢，左右手掌心分别对着臀部，做上下的快速推擦，连续推擦36下，休息一会儿再重复，可重复操作5遍。

→通过此手法，可快速激活臀部肌肉，促进肌肉力量的恢复，有利于骨盆稳定性的恢复。

③摩擦八髎穴

→站立或坐在凳子上，手掌心对着八髎穴，左右手轮流做上下或左右的快速推擦，各推擦36下。（见图5-3）

→可重复操作5遍。操作时，不仅局部会发热，还会感觉到一股热力传到腹部。此法有温经散寒、通调气血的作用。

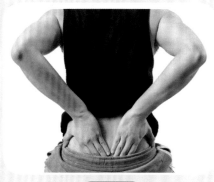

图5-3

④推擦腹股沟和下腹部

→站立，手指合拢，左右手掌心分别对着双侧的腹股沟，做上下的快速推擦，连续推擦36下，然后手掌左右横擦下腹部36下。（见图5-4、图5-5）

→以上两个动作可重复操作5遍。通过局部的快速推擦，促进局部血液循环，可有效改善男性阳痿、女性月经不调、女性宫寒不孕的问题。

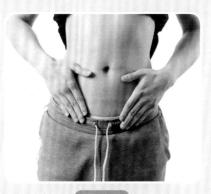

图5-4

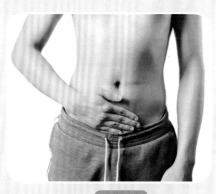

图5-5

⑤点按环跳穴

→侧卧屈股，股骨大转子最凸点与骶管裂孔连线的外1/3与中1/3交点处即为环跳穴。患者趴在床上，操作者用拇指对着环跳穴进行点按，患者感到明显的酸麻胀痛即可，一次点按约30秒，重复2~3次。

⑥推擦臀部及大小腿

→趴在床上或沙发上，操作者全手掌心从臀部上缘开始，沿小腿、足跟、跟腱，做上下的缓慢推擦，连续推擦36下，休息一会儿再重复，可重复操作5遍。通过此手法，可改善下肢放射痛、发冷、麻木不仁的症状。

② 骨盆矫正和拉伸操

骨盆是脊柱的基座，上托颈胸腰椎，下连股骨，在人体力线的传递中起到承上启下的作用。骨盆位置的正确与否，关系到整个人体力线的平衡。

① 纠正骨盆偏歪

现实生活中，很多不良习惯都会导致我们的骨盆偏歪，如跷二郎腿、站立时单腿支撑、坐姿不正等。此时，我们需要注意的应该是怎么纠正。日常生活中，通过一些简单的动作来纠正骨盆偏歪，是很有必要的。下面我们来学习几个简单的动作：

【旋转操】

→躺在地板上，四肢伸直放松，然后屈膝，足放平。（见图 5-6）

→整个下肢带动骨盆向右或向左旋转，达到最大极限，保持 10 秒钟，回到中间，然后转向对侧，保持 10 秒。（见图 5-7、图 5-8）

→如此反复操作，左右各 10 个为一组，每天做两组。

→在操作的过程中，上半身跟床面保持接触，保持平稳呼吸。

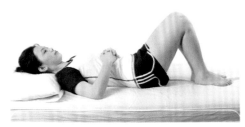

图 5-6

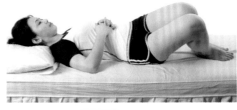

图 5-7

图 5-8

【伸腿操】

　　→四肢平躺放松，弯曲左脚，双手环抱屈膝，尽量靠近胸部，右脚尽量贴地，并且用力往下伸展，保持 10 秒钟，平静呼吸。（见图 5-9、图 5-10）

　　→然后换另一边，重复操作。左右各 5 次。

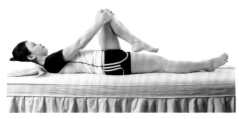

图 5-9

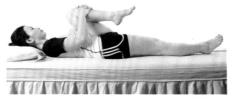

图 5-10

【卷曲操】

　　→四肢平躺放松，屈膝，足放平。

　　→双侧肩部和足部支撑，身体用力把屁股稍微抬离床面，保持 3 秒钟，然后放下。（见图 5-11）

　　→接着，身体用力把腰部往上抬高，此时屁股是不抬离床面的，维持 3 秒钟。（见图 5-12）

　　→重复这两个动作，10 次为一组，做两组。

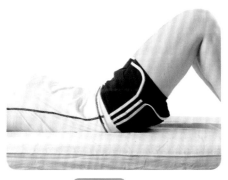

图 5-11

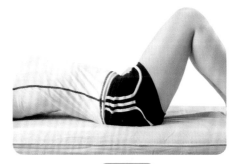

图 5-12

②拉伸臀部肌肉

如果自我检测确认骨盆正了，但腰臀部肌肉容易紧张、酸痛不适，可对臀部的肌肉进行适当的拉伸，恢复肌肉的弹性，促进血液的循环，加速代谢废物的排出。

【臀大肌的拉伸】

→仰卧在床面上，四肢平躺放松。

→屈曲右侧膝关节，同时双手抱住右小腿的上端，慢慢地使右侧膝盖向左侧肩膀的方向靠近。（见图5-13）

→到达极限位时，停留，保持20秒，自然呼吸，然后放松，换另一边操作，左右各3次。

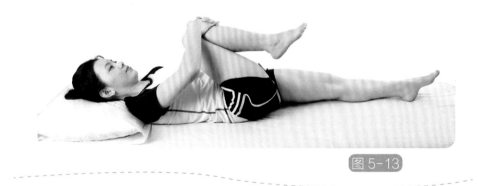

图5-13

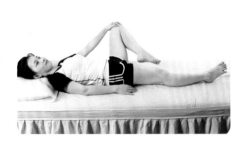

图5-14

【大腿内收肌的拉伸】

→仰卧在床面上，四肢平躺放松。

→屈曲左侧膝关节，同时左手抱住左小腿的上端，慢慢地使左侧膝盖向左侧身体的外侧拉伸。（见图5-14）

→到达极限位时，停留，保持20秒，自然呼吸，然后放松，换另一边操作，左右各3次。

【腘绳肌的拉伸】

→仰卧在床面上，四肢平躺放松。

→屈曲右侧膝关节，同时双手抱住右大腿的下端，慢慢地使右侧大腿向胸部靠近。（见图 5-15）

→然后，让右小腿慢慢伸直。（见图 5-16）

→到达极限位时，停留，保持 20 秒，自然呼吸，然后放松，换另一边操作，左右各 3 次。

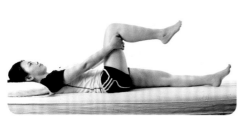

图 5-15

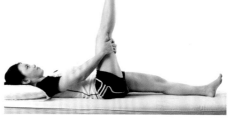

图 5-16

【股四头肌的拉伸】

→俯卧在床面上，四肢放松。（见图 5-17）

→屈曲左侧膝关节，同时左手抓住左小腿下端，慢慢地使左足部向左臀部靠近。（见图 5-18）

→到达极限位时，停留，保持 20 秒，自然呼吸，然后放松，换另一边操作，左右各 3 次。

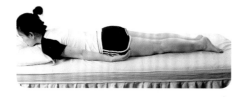

图 5-17

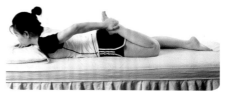

图 5-18

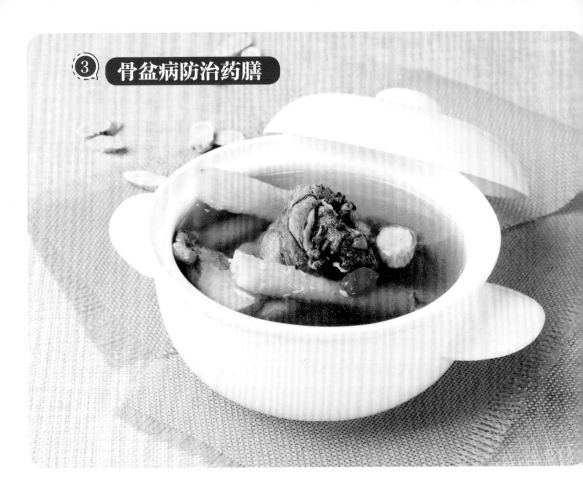

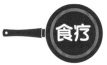 乌鸡补气汤 -----------------------------

材料： 枸杞 5 克，山药 5 克，黄芪 8 克，北沙参 5 克，乌鸡 200 克。

调料： 盐适量。

做法： ①砂锅中注水烧开，倒入乌鸡块，搅匀汆煮去除杂质，捞出沥干。

②砂锅中注入清水，倒入乌鸡块，放入北沙参、山药、黄芪，拌匀，煮 30 分钟。

③倒入枸杞拌匀，续煮 20 分钟，放入少许盐调味即可。

 功能主治 益气生血，舒筋通络。适用于气血不足导致的腰骶部隐痛，伴神疲乏力、少气懒言、健忘、面色偏暗无光泽、睡眠不好等表现。

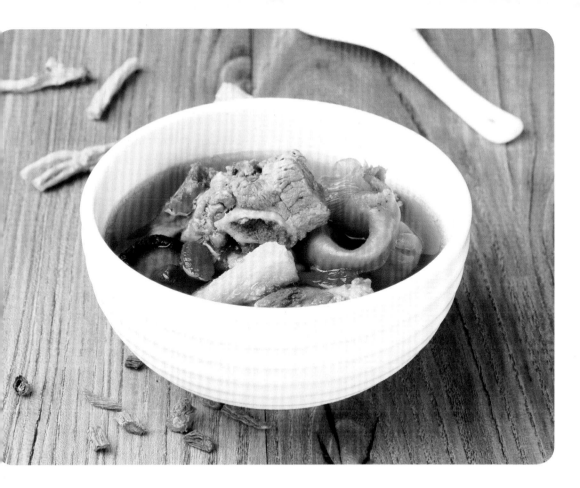

壮腰强筋汤

材料： 杜仲5克，当归5克，续断5克，黄芪8克，枸杞5克，北
沙参5克，小香菇3枚，排骨200克。

调料： 盐适量。

做法： ①沸水锅中倒入洗净的排骨，汆去血水和脏污，捞出沥干。

②砂锅注入清水，倒入排骨、小香菇以及所有药材，煮至食
材有效成分析出。

③加入盐调味，拣出杜仲、当归、续断、黄芪即可食用。

 **功能
主治** 补益肝肾，舒经活络。适用于肝肾不足导致的耳鸣耳聋、腰膝酸软、
夜尿频多等症。

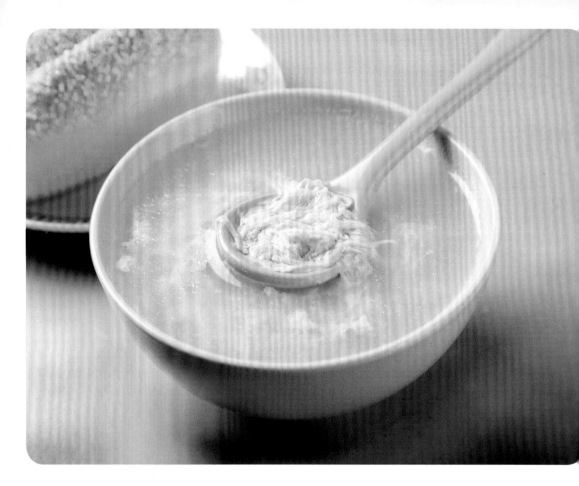

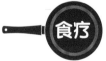 **藕汁田七蛋花汤** -

材料： 莲藕 250 克，田七粉 2 克，鸡蛋 1 个。

调料： 盐适量，食用油适量。

做法： ①鸡蛋打入碗中，调成蛋液；洗净去皮的莲藕切成丁。

②把莲藕丁放进搅拌机里，之后注入清水，榨取藕汁。

③砂锅中注入清水，倒入藕汁，放入田七粉，加盐，倒入蛋液，

搅拌至蛋花成形即可。

 **功能
主治** 行气活血，祛痰通络。适用于痰瘀痹阻、经脉不通导致的腰骶部酸

痛，缠绵难愈。

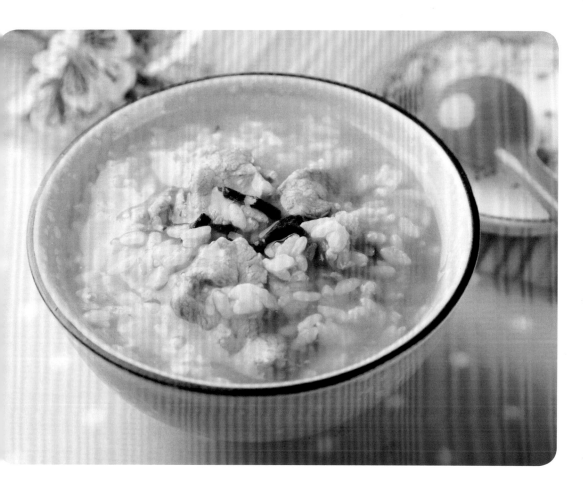

丹参瘦肉粥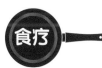

材料： 水发大米 95 克，猪瘦肉 100 克，丹参少许。

调料： 盐 2 克，料酒 4 毫升，水淀粉适量。

做法： ①洗净的猪瘦肉切片，加 1 克盐、料酒，淋入水淀粉，腌渍入味。

②砂锅中注水烧热，放入丹参、大米，煮至大米熟软。

③倒入肉片，拌匀，加入盐，拌匀，煮至入味即可。

 活血化瘀。适用于瘀血内阻之腰骶部疼痛，痛点固定，有如针刺。

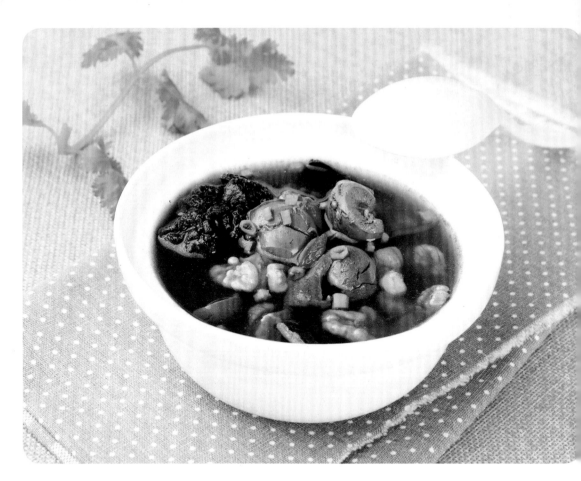

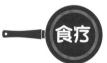 **家常羊腰汤** -

材料： 羊腰子 100 克，生地黄 30 克，杜仲 20 克，水发枸杞 15 克，
核桃仁 60 克，葱花、姜片各少许。

调料： 盐 2 克，鸡粉 2 克，胡椒粉、食用油各适量。

做法： ①将处理干净的羊腰子块放入沸水锅中汆去血水和杂质。

②油爆姜片，放入羊腰子炒匀，注入清水，倒入核桃仁、生地黄、
杜仲，煮至析出药性，倒入枸杞续煮一会儿。

③放入盐、胡椒粉、鸡粉，搅拌调味，撒上葱花即可。

 补益肝肾，清热滋阴。适用于肝肾阴虚之潮热盗汗、腰膝酸软。

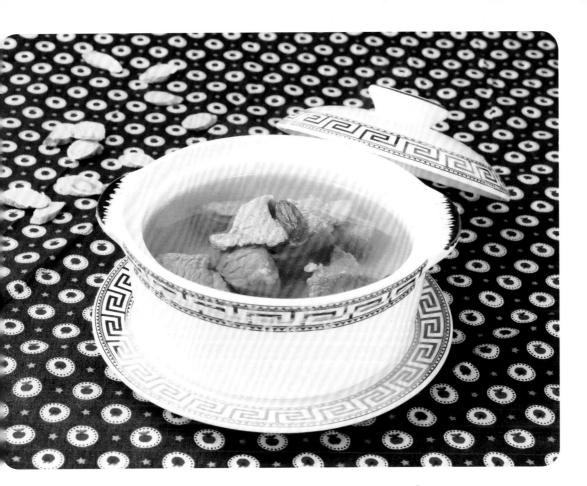

四神养腰汤

材料： 杜仲 10 克，黄芪 8 克，当归 6 克，枸杞 5 克，瘦肉块 200 克。

调料： 盐 2 克。

做法： ①沸水锅中倒入洗净的瘦肉块，汆去血水和脏污，捞出沥干。

②砂锅注入清水，倒入瘦肉块，放入当归、杜仲、黄芪，煮至食材有效成分析出。

③放入枸杞拌匀，续煮至枸杞熟软，加盐调味，拣出药材即可食用。

 功能主治 气血阴阳并补。适用于体虚乏力、失眠多梦、腰膝酸软。

④ 生活养护知多点

　　骨盆是身体重要的组成部分，是连接上半身和下肢的桥梁。日常生活中，通过一些简单的动作，实现对骨盆稳定的维护，显得尤为重要。下面来看看几个常见的动作。

①正襟危坐，少跷二郎腿

　　跷二郎腿会导致身体的受力偏向于一侧的骨盆，长此以往，必然导致骨盆偏歪。因此，坐的时候身体要正，受力点落在两边的坐骨结节上，简单来说，坐的时候要感觉到是坐正，腰不能接触到凳子。

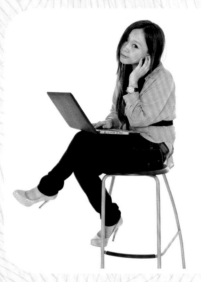

②站要挺腹收臀

　　现代社会，站立时骨盆前倾的人有很多，这无疑会加大脊椎的压力，导致腰痛频发。因此，站的时候，腹部的肌肉要收紧，同时屁股的肌肉也要收紧，这样就可以纠正站姿时的骨盆前倾了。

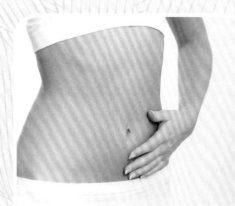

③训练骨盆底肌

骨盆底有一群肌肉，其作用类似于蹦蹦床，可以承托盆腔里的脏器，对大小便也有很重要的影响。产后漏尿，甚至是尿失禁的病人，训练这里的肌肉是非常有必要的。而训练这些肌肉，首推凯格尔运动。

具体锻炼的要领是：仰卧，平躺，双膝弯曲；然后收缩臀部肌肉，接着同时紧闭尿道、阴道及肛门（这种感觉类似于要大小便但是忍住不放），保持收缩5秒钟，然后慢慢放松5 ~ 10秒钟，重复练习。

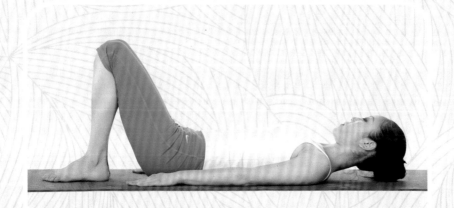

④可适当学螃蟹走路

螃蟹是横着往左右方向走路的，而人类是前后方向走路的。一天当中，花点时间学习横着走路，可锻炼下肢两侧的肌肉，有利于骨盆稳定性的提高。

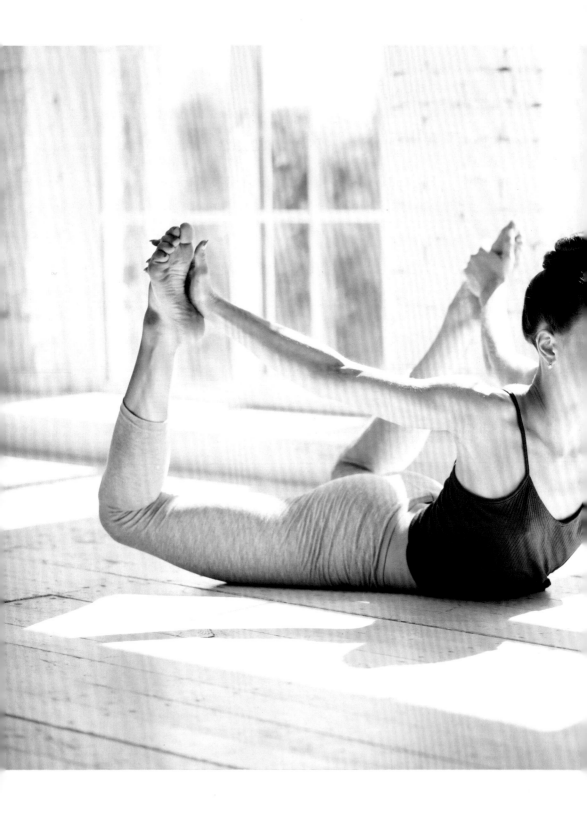

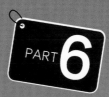

PART **6**

保护脊柱，要从日常做起

通过前文，我们知道了脊椎的重要性以及脊椎问题对诸多疾病的发生、发展具有决定意义。所以，日常生活中如何保护好脊椎对每个人都非常重要。本章节就从实际出发，为大家介绍脊椎的日常保护方法。

正确的 **坐、站、卧、行** 姿势

脊椎疾病的发生大多与人们平时的生活习惯息息相关，在日常生活当中，人们的各种姿势都会影响正常脊柱的形态，不当的姿势会影响脊柱的正常发育，改变脊柱的正常受力，导致脊柱稳定性的改变，加速脊柱的老化，因而产生各种疾病。就我们的日常行为而言，坐、站、卧、行都应该有正确的标准。学会正确的坐、站、卧、行，从而减少对脊柱的伤害，是非常有必要的。坐有坐样、站有站样、卧有卧姿、行有行姿，就是要求我们在生活中应时刻注意自己的各种身姿，保持正确的姿势，达到保护脊柱的目的。下面让我们一起来了解生活中最常见的几种姿势。

① 坐姿

理想的坐姿应该是上身保持挺直，头部自然竖立，目光平视正前方，收起腹部，下颌微收，双下肢并拢，双臂自然放置于大腿上，大腿与小腿、腰部与大腿之间夹角基本呈90°，双脚平放于地面。可以选择靠背弧度接近于腰椎自然弯曲的座椅，靠背或靠垫对腰椎有支撑作用，舒缓腰背部肌肉的压力，减轻腰部承受的力量。

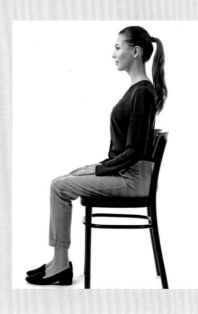

② 站姿

正确的站姿应该是两眼平视正前方，颈部保持正直，下颌微内收，双肩稍向后，胸部挺直，腹部内收，腰背挺拔，使脊椎保持正常生理曲线，双脚与肩同宽，脚尖朝前，身体重心在中轴线上，不要左倾右倒，从侧面看耳朵、肩膀、髋部、膝部、脚踝处于一条垂直线上。正确站姿可以使脊柱整体受力平衡，保证各椎体间的稳定性，减轻腰背部肌肉的负担。站立时应避免驼背或者上身倾向任何一侧，腹部向前或者臀部过度向后翘都会使下腰部的弯曲度增大，使腰椎的负担增加，造成腰椎的损伤。

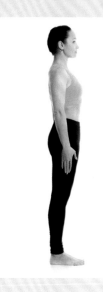

③ 卧姿

大部分人选择的卧位是仰卧位和侧卧位。仰卧位时应充分舒展身体，头颈部保持自然仰伸位，双臂平放于身体的两侧，膝下可以垫一个合适的软垫减轻腰腿部的受力，有助于腰椎生理曲线的恢复，使全身的肌肉、韧带、关节等得到更好的放松与休息。侧卧位时腰部要平直，膝关节屈曲，可在两腿之间加上一个薄的软垫，支撑腿部，尽量使身体处于放松的状态。人的一生大约有三分之一的时间是在床上度过的，因此正确的睡眠姿势极其重要，合适的姿势可以充分缓解白天的疲劳，使肢体各部处于放松的状态。

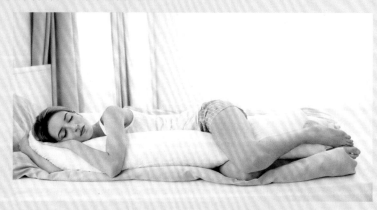

④ 行姿

行姿可以说是站姿的延续。正确的行姿应是抬起头部，保持正直，两眼平视前方，下巴微收，胸部挺起，双肩保持齐平放松，躯干保持挺直，收起腹部，身体重心稍向前移，两臂自然前后协调摆动，手臂与身体的夹角一般在15°左右，双脚平行，相距约为一只脚，脚步轻而稳，步位正，步幅适度，步速平稳有节奏感。

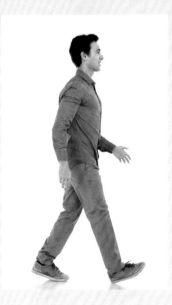

坐、站、卧、行等姿势构成了我们日常的行为模式。平时尽量做到正确的姿势，可以减少对脊柱的伤害，从而降低脊柱发病的概率。

⑤ 想长寿，要坐直、站直

日常生活中，我特别注意身体的姿势，常言道"坐如钟，站如松"，我们每个人无论是坐还是站立都要绝对笔直。如果留心观察你会发现：与正襟危坐相比，低头含胸或扭头歪坐时，吸气和呼气会感觉不通畅。这是因为，体位正确时，呼吸舒畅，膈肌、胸肌、腹肌等都一起运动；体位不好时，呼吸受阻，不能完整吸气，上身有部分肌肉不动。

站姿也同样如此。歪着时，一边肌肉长期劳损，另一边长期松弛，会影响气血运行。曾经有位江西老太太得了一种怪病：一刷牙腰就会痛得发麻，漱口时简直痛不欲生。医生诊断是"腰椎间盘突出症"，但看了五六年没见效果，有医生甚至建议她去看心理科。老太太前来广州找我求诊，检查发现病人各项指标都很好，但她有一条肌肉被拉紧了，另外一条肌肉放松了，我帮她调整了3分钟，松解了过紧的肌肉，症状马上缓解了。

很多人不知道站姿、坐姿对身体健康的重要性。姿势不好，不仅伤害脊椎，而且还容易压迫到从脊椎两侧发出来的神经以及脊椎前面的五脏六腑，甚至都不能正常地呼吸，气血就容易不足。

要想脊柱好，运动少不了

　　现代人伏案工作或在电脑前操作的时间越来越长，运动的时间很少，颈椎病年轻化趋势非常严重。长时间的工作状态使颈椎经常处于疲劳状态，再加上不注意坐姿，平素也没有很好地进行体育锻炼，颈椎病可能很快找上门，颈椎部酸痛就成了家常便饭。下面为大家推荐几项常见而实用的体育运动，经常做这些运动对大家的脊柱大有裨益。

① 打羽毛球

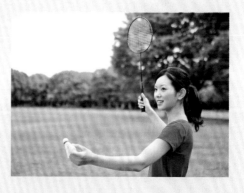

　　打羽毛球在一定程度上能治疗并预防颈椎病的发生。因为打羽毛球是一项全身运动，需要在场地上不停地进行脚步移动、跳跃、转体、挥拍，全身上下协调跑动。头部时不时要注意球的方位，颈椎会随着球的方位而前后左右地运动；在回接高球、抬头看球的过程中，对颈椎起到了很好的运动效果；向后引臂的回球动作，亦能令颈椎与脊椎处于放松状态，缓解肩膀酸痛。正是这样的运动对颈椎起到了舒筋活血的功效，而且能让人提高自身神经系统的灵敏性和协调性，增强机体抵抗力，在不知不觉中治疗了颈椎病。另外，打羽毛球比那些"拉伸脖子、摇头晃脑"的活动方式更有意思，也更容易坚持下去。

② 游泳

　　游泳是一项全身运动系统（如上肢、颈项部、肩背部、腹部及下肢的肌肉）全面参与的运动，可以有效促进全身肌肉的血液循环。在游泳时，特别是蛙泳，呼气时我们要低头划行，吸气时头颈部要从平行于水面向后向上仰起，这样头颈始终处于一低、一仰的状态，这两个相反的动作正好符合颈椎病功能锻炼的要求，可全面活动颈椎各关节，有效促进颈周劳损肌肉和韧带的修复；而且在游泳时，上肢要用力划水，可锻炼肩关节周围和背部的相应肌群。另外，膝关节、踝关节等不必像跑步或走路那样连续不停地用力，能获得放松和休息，有助于关节炎症的消退和关节功能的恢复。同时，人在水中划行时，水对人体产生的摩擦力和压力，对人体各部位的肌肉和筋骨都能起到良好的按摩作用，这也可促进皮肤及肌肉的血液循环，增强细胞的代谢。我们还知道，由于人在水中无任何负担，不会对颈椎间盘造成任何损伤，也不会造成关节和肌肉的损伤。由此可见，经常进行游泳不仅能有效防治颈椎病，同时对全身所有运动系统都有好处。

科学研究发现，当人体的大腿与脊柱的角度保持在135°时，脊柱能得到最好的放松。在游泳时，人在大部分时间都处于水平位，躯体和四肢只须克服水的阻力而不用克服重力，脊椎也能得到很好的放松和调整。向前游时，头上顶，颈直背挺，臀夹腿直，这样的角度最能放松脊柱。

水的密度和热性能都比空气大，所以游泳消耗的能量也比其他运动多。游泳所消耗的能量，主要依靠体内的糖和脂肪补充，所以游泳能渐渐减少体内多余脂肪。同时，游泳能够改善肌肉系统的活动能力，改善软组织的柔韧性，长期锻炼能够使肌肉的力量、速度、耐力和关节的灵活性都大大提高。定期进行游泳活动会使人体变得更加灵活和柔软。定期而适度地游泳，能够保障脊椎间组织的营养供应，从而保持其弹性，提高脊椎抵抗外来冲击的能力。

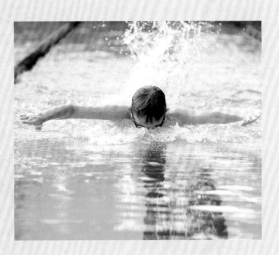

当然，我们在游泳时，应以舒适为宜，在制订游泳计划时，运动量及频率应由少到多，渐次递增，一定要量力而行。此外严格按照游泳的"五不要"执行，即不要忽视热身运动，不要急躁冒进，不要游时过久，不要过饥过饱，不要疏忽泳后卫生。

③ 放风筝

有一本很有名的小说叫作《追风筝的人》，小说中介绍了阿富汗穆斯林的一种体育项目——放风筝，这项活动对我们的脊柱护养是非常有帮助的。

人体的颈椎上接头颅，下接胸椎，可以负重减震，其功能要比胸椎和腰椎复杂得多，使用率也高得多，因此也就更容易受损。而且，随着年龄增长，脊椎会逐渐退化，中老年人常会出现骨质增生、椎间盘突出，并会产生各种颈椎不适的症状。放风筝时，挺胸抬头，左顾右盼，可以保持颈椎、脊柱的肌张力，保持韧带的弹性和脊椎关节的灵活性，有利于增强骨质代谢，增强颈椎、脊柱的代偿功能，预防椎骨和韧带的退化。放风筝既是老祖宗留给我们防治颈椎病的好方法，又是一项综合性体育运动，经常放风筝可使手脚灵活、思维敏捷。另外，在宽阔的场地放风筝是最好的空气浴和日光浴。

需要强调的一点是，并不是所有的颈椎病患者都适合放风筝。放风筝动作需要颈椎后伸，患有颈椎病的人后伸范围已经减小，强行后伸必然导致病情加重，所以颈椎病患者如果后伸不方便尽量不要放风筝。我们在进行体育运动时，要根据自身情况量体裁衣、量力而行，一味盲目地锻炼有时候反而会矫枉过正。

要想脊柱好，运动少不了。无论平时的工作多么繁忙，都不忘抽出时间进行体育锻炼，再忙也不要忘了健康最重要，而保持健康的要义就是呵护好我们的脊柱——脊柱安，身体康！

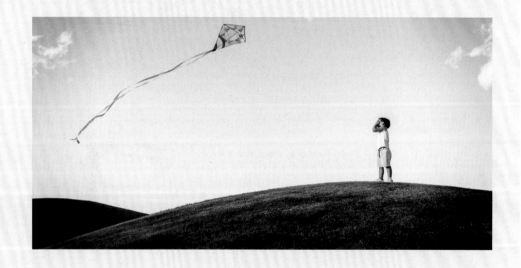

脖子上的**瑜伽功**，说爱你不容易

颈椎病患者在接受治疗后要加强自我颈部功能锻炼，医者的治疗对于疾病的愈合只是起到了辅助作用，内因仍在于病人自己，首先从纠正不良的体态做起，然后配合颈部保健操，长期坚持会改善颈部功能，缓解疼痛。下面教大家一套简单易学的实用保健操——"米"字操。

① 预备式

可以盘坐在垫子上，或者坐在椅子上，腰背挺直，尽量让颈部伸展，下颌略收，双臂放松下垂，肩膀向后微微张开，脊柱保持挺直。感觉整个身体充分拉伸，保持 5 秒钟，然后慢慢放松。注意不要闭眼，目视前方。

② 前屈式

自预备式，缓慢向前屈颈低头，脊柱保持挺直，双肩打开，肩膀有向后牵引的趋势，直至颈肩肌肉感到绷紧为止，保持 5 秒钟，然后缓慢放松回复原位。

③ 后伸式

自预备式，缓慢向后仰头，脊柱保持挺直，双肩打开，肩膀有向后牵引的趋势，直至颈前部肌肉感到绷紧为止，保持 5 秒钟，然后缓慢放松回复原位。

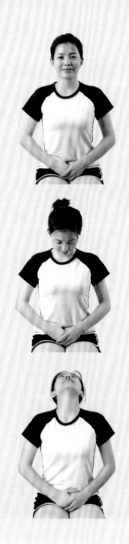

④ **左侧式**

自预备式，头部缓慢偏向左侧，让左耳向左肩贴近，使右侧颈肩肌肉感到绷紧为止，同时右臂尽力向下伸，脊柱保持挺直，之后缓慢放松回复到预备式。

⑤ **右侧式**

自预备式，头部慢慢偏向右侧，让右耳与右肩靠近。与左侧式方向相反，动作一致。

⑥ **左转式**

自预备式，脊柱保持挺直，头部向左侧扭转，目光尽量看向身体后方，但是身体不能转动，保持5秒钟，最后回复原位。

⑦ **右转式**

自预备式，脊柱保持挺直，头部向右侧扭转。与左转式方向相反，动作一致。

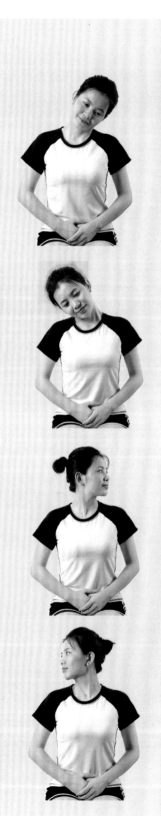

"米"字操被形象地称为"脖子上的瑜伽功"。低头久了，让我们抬起头来，昂首挺胸，来一场颈椎的洗礼吧！

"米"字操的运动量和运动时间因人而异，一般以操后感觉头、颈、肩轻快、舒适为度。"米"字操可以起到锻炼颈椎、舒缓颈部肌肉的作用，对预防颈椎病有一定的效果。健康的人或有颈椎疲劳的人，经常练习"米"字操均有好处。对颈椎病患者的锻炼，我们一般采用等长训练的原则，即在训练中肌肉进行收缩训练，但肌肉长度不发生变化，这样既可锻炼颈部的肌肉力量，又不须做颈部侧屈、后伸和旋转等动作，以免加重某些类型颈椎病的病情。

⑧ 不要盲目去做"米"字操

"米"字操针对的是颈椎，而颈椎骨关节的混乱有时并不在于颈椎本身，而在于包括胸椎、腰椎在内的整个脊柱，也并不是说"米"字操可以治疗颈椎病。因此，在未患颈椎病而颈椎不适或者患有颈型颈椎病等初期，人们可以通过"米"字操缓解病痛。有些颈椎病患者稍稍晃一下脖子都头晕，再做"米"字操，只会加重病情。对于颈椎病患者来说，椎间盘的退行性病变使颈椎更加脆弱，发病期间如果过多活动会加速颈椎间盘的老化，使增生的骨质刺激血管和神经，从而加重病情。

此外需要注意的是，以下四种人群不宜做"米"字操：

①有脊髓型颈椎病的中老年人。

②病情严重的椎动脉型颈椎病患者。

③颈部转动时疼痛比较厉害的人。

④颈源性高血压病人。

"米"字操中的颈部侧屈动作可导致神经根经过的椎间孔缩小，加剧神经根型颈椎病患者的病情；"米"字操中的颈部后伸会导致颈椎管的有效容腔变窄，椎管内压力升高，位于椎管内的神经组织容易受到刺激；在活动时需要用力摇动头部，可加重脊髓型颈椎病患者的症状；对椎动脉型颈椎病患者而言，"米"字操中的颈部旋转动作极易造成椎动脉缺血，损伤周围组织，加重头昏、头晕，诱发短暂性晕厥。

电脑桌、椅，你选对了么?

随着电脑的逐渐普及和应用，越来越多的人用电脑来办公、学习、娱乐等。由于长时间坐在电脑前，很多人会感到颈部不适、腰酸背痛，再加上桌椅的选择不当，更容易损伤脊柱生理结构，久而久之各种问题接踵而来，各种脊柱相关疾病随之而来。所以选择一套合适的符合人体工程学的电脑桌椅对于预防脊柱疾病显得更加重要。

① 电脑桌的选择

电脑桌的选择包括长、宽、高这几个基本条件，选择时要考虑到实际的使用情况。

在一般情况下，人的眼睛和电脑屏幕之间的距离应保持在 70～100 厘米之间，所以电脑桌的宽度应该至少为 1 米。

长度可根据实际情况选择，长度在 1～1.5 米即可，以感觉实际使用舒适方便为宜。

据科学研究，电脑桌的桌面高度最高不宜超过 70 厘米，过高会使视线上抬、颈部后仰，过低会使颈部过度屈曲。当然，具体的标准以个人身高为准。电脑桌放上电脑后，视线可以平视显示屏。键盘的托盘和鼠标应置于同一水平位置，托盘的高度以保持上身坐直，双手放于键盘上时，肘部上臂和前臂保持 90° 为宜。

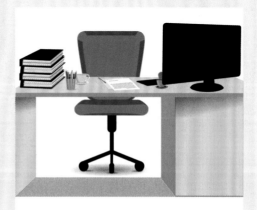

② 电脑椅的选择

　　合适的电脑椅应该符合人体的基本形体构造，能够帮助人们维持一个正确的姿势，减轻腰腿部肌肉的负担，减轻脊柱各段所承受的压力，防止不正确的躯体姿势。

椅高　　椅子理想的高度是坐在椅子上两腿自然下垂时两脚刚好轻松平放到地面上，脚踝与脚面夹角大约90°，小腿与大腿夹角约90°。过高可能使腿部感到麻木，过低会使腰部向前倾。

扶手　　椅子两侧的扶手作用主要是坐下时支撑前臂，所以高度应该与电脑桌的键盘托盘齐平，这样在操作键盘时，扶手才能很好地撑起前臂，保证前臂的放松。

椅背　　椅背是电脑椅选择的关键环节，椅背主要是对人体的颈部、胸部、腰部起支撑作用，应该与人体背部的生理曲线相吻合，所以椅背上应该有两个特殊的设计，即头枕和腰枕。两者枕面应有一定的弧度，以保持弧度与颈部、腰部的生理曲线相吻合。椅背与椅座的交角大约100°，当人坐下时，上身保持正直，背部略向后靠，腰枕能很好地支撑腰部，缓解腰部肌肉的疲劳。

椅座　　椅座应该宽阔柔软适中，全面承托，既有弹性，又不容易变形。过硬会使下肢感到酸麻，过软则起不到支撑作用。

　　电脑椅的选择要跟电脑桌相匹配，坐下之后能形成三个直角，即膝盖处的小腿与大腿形成一个直角，臀部和腰部形成一个直角，放在键盘托盘上的前手臂和上臂形成一个直角。

跑步运动，如何预防膝痛

　　跑步这项运动越来越受到人们的欢迎，清晨或傍晚在公园里或操场上都可以看到成群结队的人在跑步。跑步锻炼身体固然重要，但跑步不当造成的损伤也不可忽视。在经常跑步的人群中，有相当一部分人存在跑完步后膝痛的问题。下面从几个方面谈谈跑步时如何预防和减少膝痛的发生。

① 跑步前

　　跑步前应该做些必要的前奏准备，以减少在跑步过程当中受伤的概率。

　　①**适当的热身运动**：跑步前进行 5 ~ 10 分钟的热身，如旋腕、甩臂、扭腰、抖腿、转踝等，以使全身的肌肉关节变得协调，及时进入运动状态。

　　②**拉伸运动**：跑步前可以进行原地高抬腿、后踢腿、立位体前屈、压腿、单杠悬吊等来拉伸全身各部位的肌肉，使肌肉进入即将跑步的预备状态。

　　③**腿部的肌肉力量练习**：可以选择蹲马步，保证膝盖与地面的垂直连线不超过足尖，选择适宜的时间及次数。

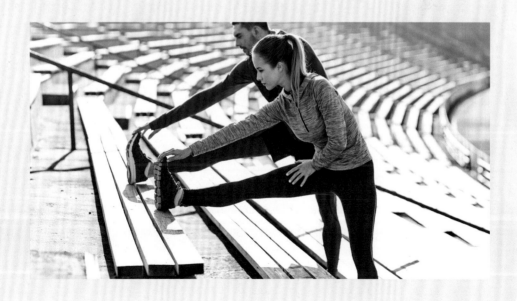

② 跑步时

①**合理安排运动量**：根据实际情况选择适合自己的运动量，以运动后全身轻松舒畅为宜。如果运动后膝部疼痛难忍，就应该及时减小运动量，避免过大的运动强度再次损伤膝关节。

②**选择合适的场地**：尽量避免在水泥地等硬质跑道上跑步，在这种跑道上运动，对膝盖的冲击力过大，容易造成损伤。可以选择平整舒适的塑胶跑道和平坦的土质地面。

③**鞋子的选择**：选择适合跑步的鞋子，不穿拖鞋、高跟鞋、皮鞋等，最好选择底部较平、足跟带有气垫或缓冲垫的跑步鞋，这样可以缓冲从足底传来的地面反作用力，可在一定程度上减轻膝关节的运动损伤。可以选择有质量保证的品牌运动鞋。

④**跑步姿势**：跑步向前摆腿时，要尽快用大腿带动小腿向下压，这样能缩小前脚着地点与身体重心的垂直距离，减轻对膝盖的冲击。另外注意脚步软着地，即跑步时脚后跟先着地，然后再从脚心慢慢过渡至整个脚掌。腰部的姿势也很重要，腰部要尽量平稳，保持自然扭动，不应该处于僵硬的状态。

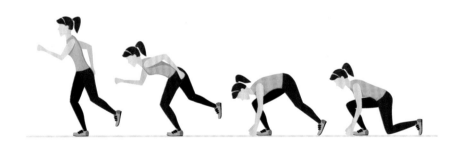

③ 跑步后

跑步后不适合马上就坐，应该再缓缓向前走动以活动筋骨，继而对腿部进行按摩放松，也可用热毛巾对腿部进行热敷，减少肌肉中乳酸堆积，缓解酸痛。

学会这几招，**健康长寿** 少不了

　　经过整晚睡眠，人的肌肉、韧带处于松弛状态，部分小关节对位也欠佳，此时人体阳气未完全升起，如急忙起床则易影响阳气的升发，还可能导致一些小关节紊乱。老人若能"赖床"几分钟，在床上做做脊椎关节的舒展训练，则可保一天精力充沛。

① 第一式 拍三焦经

动作要领： 取平卧位，先以左手手掌从右侧肩膀开始，沿着手臂外侧拍打右手的手少阳三焦经，一直到手背处，重复3遍。再以同样的方法，用右手掌拍打左手的手少阳三焦经，重复3遍。

功效： 有助于保持三焦经通畅，提高免疫力。

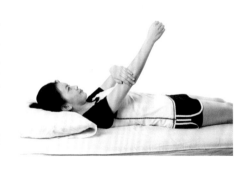

② 第二式 拍打胆经

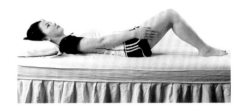

动作要领： 平卧于床上，然后屈膝，使两脚并拢。配合自然呼吸，两手放于体侧。然后用双手手掌从髋部开始，拍打同侧的大腿外侧的足少阳胆经，一直到足背处，重复3遍。

功效： 有助于升发肝胆之气，辅助阳气生长。

③ 第三式 卧位摆手

动作要领： 平卧于床上，双下肢并拢伸直，双手十指相扣，向前伸直，与床面呈 90°，并向左摆，带动上半身转动。手触及左侧床面后再向右摆，带动上半身转动至手能触及的右侧床面。重复 3 遍。

功效： 有助于活动胸椎。

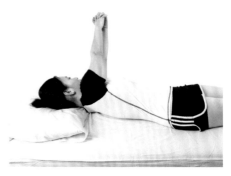

④ 第四式 卧位转脚

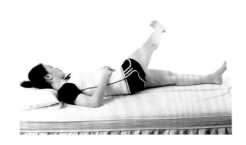

动作要领： 平卧，双手伸直放于体旁，左下肢伸直，右下肢伸直并抬起，向左摆并带动腰转动，右脚触及左侧床面后再向右摆，至右脚能触及右侧床面，重复 3 遍。换左脚，以同样动作重复 3 遍。

功效： 有助于活动腰椎。

⑤ 第五式 拱桥式

动作要领： 以头枕部、双肘及双脚为支撑点，把腰臀部腾起至最高点，停留 3～5 秒，放下休息片刻，重复 3 遍。刚开始时，可将两脚分开同肩宽，以减少平衡难度。

功效： 有助于锻炼腰背肌功能，但不适合腰椎前滑脱者进行。

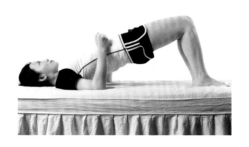

⑥ 第六式 飞燕式

动作要领： 俯卧于床，用力挺胸抬头，双手向后伸直，膝关节伸直，两腿向后用力，使头、胸、四肢尽量抬离床面，似燕子飞状，每次维持 3 ~ 5 秒，然后放松 3 ~ 5 秒，重复 3 遍。

功效： 有助于稳定脊柱，但不适合腰椎前滑脱者进行。

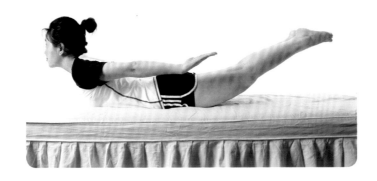

⑦ 第七式 凌空踩单车

动作要领： 平卧于床上，背部紧贴床面，两手自然放于体侧。双腿弯曲抬起，依照生活中骑单车时的动作，让左右腿来回交替运动，连续凌空踩 15~20 次为一组，重复 3 遍。

功效： 有助于锻炼股四头肌，并减轻膝关节损伤。

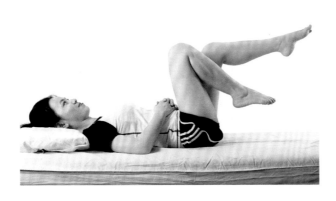

心爽过夏天，护阳最当季

　　夏季是属于"阳"的季节，此时无论是大自然还是人体内的阳气都处于向外散发的状态，是一年中阳气最旺盛的时候。《黄帝内经》有云"春夏养阳"，春夏之时，自然界阳气升发，我们须护养体内阳气，使之保持充沛。此时，凡有耗损阳气及阻碍阳气畅达的情况皆应避免。在这充满活力的夏季，让我们一起来打一场阳气的保卫战吧！

❶ 动起来，释放我们的精彩

　　夏季"养阳"不是一味进补，而是要顺应自然，使自己的阳气旺盛起来。出点汗为宜，这样可以升发体内的阳气，既调节体温又能除湿。但也要注意出汗不要过多，以免阳气耗伤。但如果整个夏天都待在空调房里，人体相当于丧失了一个良好的天然排泄通道——出汗。在夏季把空调温度调得很低，或者老是待在空调房里不出去活动，时间长了，人体免疫力功能下降，容易感冒。从中医角度讲，这是因为耗伤了肺气，脾阳受困，严重的还会出现腹泻等症状。

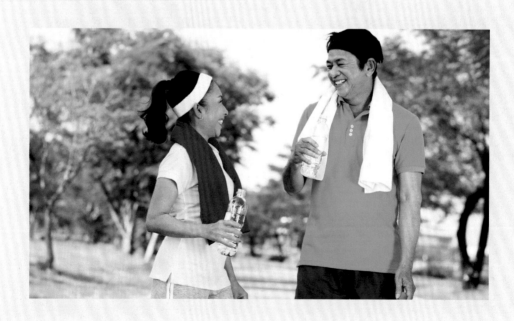

② 护脾阳，莫贪凉

夏季暑热，不少人喜食凉菜，喜饮冷饮，虽能解一时之热，但寒凉之邪已进入体内，贪图了嘴巴上的过瘾，而造成更多的不适，如腹痛腹泻、呕吐等。人要消耗大量的阳气才能够化掉这团弥漫在脾胃之间的寒湿邪气。

夏季保健之法的关键在于忌寒凉、健脾温阳。我给大家推荐艾灸脾经上的隐白穴。这个穴位位于足大趾末节内侧，距趾甲角 0.1 寸，在夏季的时候多灸灸它，可以去除脾胃湿寒；若遇见脾阳不足的患者，可在隐白穴上点刺出血，用作治疗急性腹泻病或者月经不调，效果不错。

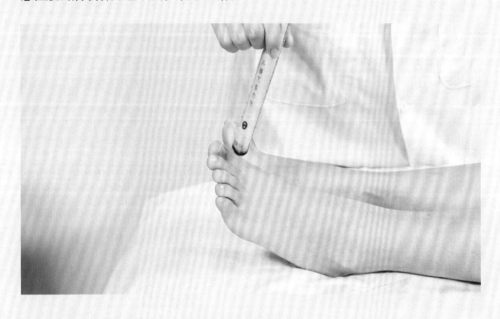

③ 枸杞一夏，够"气"一夏

枸杞性温，味甘，滋阴之力强，阴中有阳，故又可助阳化气，可补气、补阳。然而凡事都有利有弊，枸杞的食用量最好控制在每日 20 克以内，否则太过温燥会生内热。一些高血压病患者或感冒、腹泻、身体出现炎症的时候不宜服用，以免补之太过。下面为大家推荐一款适合夏季食用的药膳：

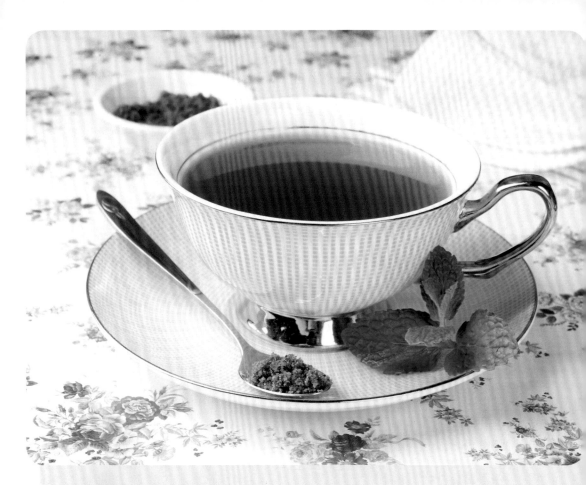

 薏米枸杞红枣茶 -

材料： 水发薏米 100 克，枸杞 15 克，红枣 35 克。

调料： 红糖 30 克。

做法： ① 砂锅中倒入洗净的薏米、红枣、枸杞。

②注入适量清水。

③大火煮开后转小火煮 20 分钟至析出有效成分。

④药茶倒入杯中，饮用前放入适量红糖即可。

功能主治 健脾祛湿，滋阴补血。适用于痰湿内盛所致的肢体沉重、犯困，以及夏季容易出现的疲劳乏力等症。

腰腿痛 遇到回南天怎么办

　　"回南天"通常是华南地区的人们对一种特殊天气气象的称呼，在这段时间里，气温逐渐回暖，湿度回升，典型的天气特点就是阴晴不定、异常潮湿，常见于两广、福建及海南地区。而腰腿痛的发生发展与气候密切相关，特别是遇到潮湿的天气，很多腰腿痛的病人会感到症状随着天气变化而加重，异常难受。所以在这段时间里采取必要的措施来减缓疼痛的发展显得尤为重要。

① 降低居住或工作环境的空气湿度

①及时关闭窗户

　　在回南天的这段时间里，空气湿度很高，及时关闭窗户可以减少外界的湿气过多地进入室内。方位：特别是应该关闭朝南和朝东南的窗户，因为湿气是从南面或东南面的海上随风而来。时段：每天的早晨和晚上，因为在这两个时段内空气湿度比中午时要高。另外也要注意的是应该在午间适当打开窗户，促进空气流通，室内空气不流通对人体而言也是有害无益的。

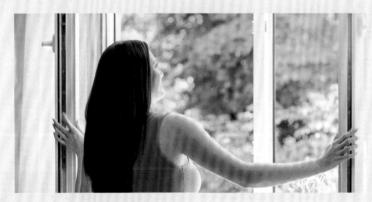

②利用具有除湿功能的电器或工具

　　家庭里常用的除湿电器是空调和抽湿机，时间也可以选择在早上或晚上开启除湿电器，空调选择除湿模式，但要控制好使用的时间。

③利用干燥剂

现在常用的干燥剂有吸湿盒和除湿包。可以从超市买回来放在家里各个角落及湿气重的地方，可以有效地吸附湿气，不过要记得及时更换。

这里只是介绍几种常用的除湿方法，都是以降低室内的空气湿度为目的，也可以采取其他措施来祛除湿气。

❷ 患者自身可以采取的措施

①注意保暖

回南天，气温忽高忽低、阴晴不定，所以这时要特别注意腰腿部的保暖，可以多穿件衣服，也可以选择适合自己体型的护腰带及护膝保暖，避免凉风直接吹向前胸及后背，特别怕冷的可以夜间选择电热毯或热水袋取暖。

②勤于锻炼

每天抽出 30 分钟做运动，促进血液循环，保持周身气血运行流畅，促进体内湿气的排除，正所谓"通则不痛"。

③食疗祛湿

广东地区的人们喜欢煲汤，在这种天气下，煲汤时可以适当加入一些药材，如薏米、淮山、扁豆、莲子等，祛除体内的湿气。

④拔罐及自我按摩

【拔罐】

患者采取俯卧位，在腰背脊柱两旁及腿弯处拔罐，一次 10 ~ 15 分钟，能起到通经活络、行气活血、祛瘀生新的作用。拔罐后可以适量饮用一些热水，促进机体代谢废物的及时排出。

【自我按摩】

可以将双手放置于腰部，缓慢反复上下搓动，按揉腰部紧张的肌肉，以自觉腰部发热为宜。也可以双手握空拳叩腰，将手背后，用手背以适当的力量叩击腰部及骶部，节奏平稳，由上到下，再由下到上，循环叩击。

夏日 炎炎贪凉爽，空调惹祸别忽视

随着生活水平的提高，空调在日常生活中越来越普及，每当天气炎热时，很多人喜欢待在空调房中，而且温度调得非常低，享受凉爽惬意的生活。殊不知，在这舒爽背后，疾病也悄然而至。

相信很多人在空调房中待的时间过长后，都会出现很多不舒服的症状。例如影响到呼吸系统时，就会出现咳嗽、流鼻涕、打喷嚏、鼻塞、发热等类似感冒的症状；影响到消化系统时，可能出现腹痛、腹泻、恶心、呕吐、厌食等；影响到肌肉关节时，会引起全身各个关节的疼痛、僵硬曲伸不利、肌肉酸痛等骨关节症状。出现这些症状时，统称为所谓的"空调病"。

对于本来就有脊柱相关疾病的人群，例如患有颈椎病、肩周炎、腰椎间盘突出症、腰肌劳损等疾病并伴有颈肩腰腿痛的人，使用空调时更应该注意，避免在有空调的环境中待的时间过长，以免加重原有病情。

脊柱疾病患者本身就有相关的骨质、韧带、关节、肌肉的病变，如果在空调房中持续受到寒冷刺激，就会使肌肉一直处于收缩紧张的状态，导致肌肉僵硬，关节曲伸不利；寒冷也会使血管收缩，影响局部的血液循环，加速组织的变性和关节肌肉的受损。

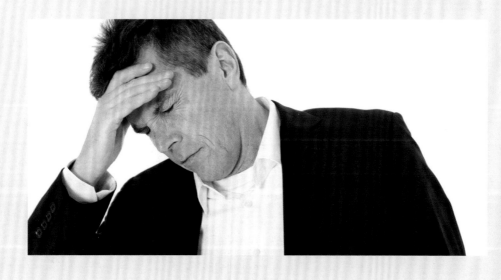

① 温度不宜过低

　　空调的使用是为了减少酷暑时温度过高对人体的损伤，而不是要把炎热的夏季变为冬季，所以要注意适宜的温度，不能使室内外温差过大，虽然人体有自我体温调节能力，但也是有限的。高温天气一般在35℃左右，室内外温差应保持在8℃左右，所以空调的温度可设置在26℃左右，这样对人体更为适宜。

② 使用时间不要太长

　　人们在使用空调时，门窗都是紧闭的，大家都知道长时间不开窗户，室内的空气就会严重污染，对人体来说是极为不利的。一般建议空调开了3小时后，应该开窗户通风换气，使内外空气流通。

③ 不要正对着空调吹风

　　患有脊柱疾病的人，遇到寒冷刺激会加重原来的症状，这在前面已经提到过了。使用空调时最好在制冷时将风口朝上，让冷空气从房间的上部往下走，逐渐使温度降低，而不是为了凉爽，直接站在风口下面吹，再加上温度过低、时间过长，很容易就会出现颈肩腰部的冷酸疼痛。

④ 适当增添衣物

　　夏季本来炎热，衣服穿得很少，特别是女性，喜欢穿裙装，就更容易受到寒冷的刺激，而这种寒冷性的肌肉关节疾病在女性中也是高发的，所以在空调室内要注意保暖，不要穿衣服过少，保护相应的容易受寒的关节。

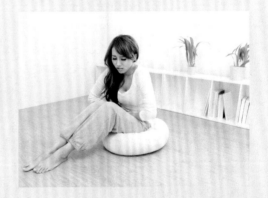

九九**重阳**，珍"膝"健康

"遥知兄弟登高处，遍插茱萸少一人"形象地为我们呈现了自古以来重阳节的传统习俗——登高。登高也表达了人们对长寿的美好祈愿。而如今，不少运动爱好者也将登山作为除了游泳以外的第二种体育活动，山上绿树成荫，空气清新，鸟语花香，远离都市钢筋混凝土的压抑。登山可以完全放空自己，听泉水叮咚，品林间香茗，与山间好景融为一体，实乃人间一大乐事。

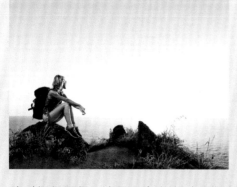

登山的确是一项很好的健身运动，既可锻炼身体，增强我们的力量和心肺耐力，又可陶冶情操，感受大自然的魅力。但经常爬山的人，膝盖却或多或少有些问题。这是为什么呢？

我们上山的时候，与平地行走不同，要克服身体重力向上运动。爬台阶用力的时候，大腿肌肉会比平常走路时绷得更紧。这是因为上山时要靠我们的腿，把几十千克重的身体从低处举起来送到高处，所以大腿前面肌肉的用力程度要比平地行走大得多。大腿前面肌肉反复用力收缩，会造成膝关节周围肌肉的疲劳，从而不能很好地稳定膝关节，使得髌骨也在反复活动中偏离了正常的运动轨迹，造成大腿骨与髌骨之间的摩擦、碰撞，长此以往会造成膝盖髌骨的磨损，引起膝盖骨周围和后面疼痛。向上攀登的幅度越大，大腿前面肌肉的用力程度越大，对膝盖的压力也越大，疼痛会越剧烈。膝盖周围肌肉、组织力量不平衡，髌骨摩擦受伤也是造成膝关节病损的重要原因。

再次，下山也是引起膝疼痛的一个主要原因。下山时由于重力的原因，肌肉用力不大，韧带松弛，关节较不稳定，因而关节会产生扭转，反复地扭转会伤害膝关节，引起疼痛。而且下山时脚与地面的撞击较平地和上山时大，这会增大膝关节的负荷。有些爬山的人，由于重力的作用，下山速度很快，甚至跳着或跑着下山，这样会使膝关节的负荷更大，发生损伤的风险就更大。同时，下山会使膝关节反复地过屈，牵拉周围组织，引起膝关节周围疼痛。

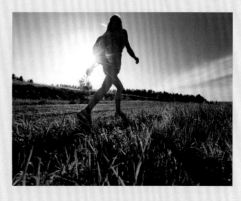

不合适的鞋子也会造成膝关节痛。若鞋子不合适，不能很好地支持脚踝、控制姿势，会使小腿骨产生扭曲，小腿骨反复扭曲会影响膝盖，引起膝关节疼痛。

① 正确的爬山方法

①平时加强膝关节周围肌肉的力量。

②爬山前准备活动要充分，对腿部肌肉进行拉伸，促进血液循环；爬山后要做好放松，促进疲劳肌肉的恢复。

③爬山时，脚底平贴地面前行，脚不要抬得太高，这样膝盖的弯曲程度不大，更多地依靠身体的前倾和屁股的力量使身体平稳轻快地向前行进。下山时要慢，不要快速奔跑。

④使用登山杖。

⑤合理使用护膝。但若膝部没有不适或损伤，也不是长距离下山，建议慎用护膝，因为局部加压和排汗不畅会影响膝部的新陈代谢，进而会加速疲劳。

⑥选取合适的背包，采用正确的背负方式，使身体重心在爬山过程中保持平稳。

⑦选一双好的鞋子爬山。建议选结实的高帮鞋子，有一定高度的鞋帮能支持脚踝，便于控制姿势，不会使内侧或外侧过多用力。根据自己行走的特点，选一双有足弓支持的鞋垫也能起到同样的作用。

② 膝关节保健方法

保护膝关节，游泳是最佳选择，同时膝关节不好的人尽量减少爬山次数，否则会加重病情。此外，向大家推荐几种保健方法，简单易学，对保护膝关节大有帮助。

①静力平衡半蹲

以背紧贴墙壁，双脚分开与肩同宽，双脚逐渐前伸，身体随之而下蹲，注意始终保持小腿与地面垂直，且膝关节不能超过脚尖，脚尖向前，慢慢下蹲，直到膝关节有酸胀感时停住不动，待双腿感觉明显酸胀、颤抖时起身，慢走放松。3次为一组，每次间隔 20 ~ 60 秒。类似于武术中的"站桩"。

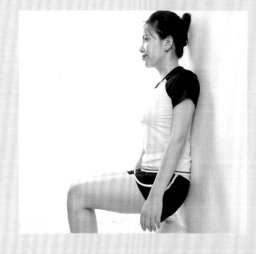

②坐式抬腿

经常适量进行股四头肌的收缩：坐在椅子上，左腿伸直，绷直保持 10 秒，然后脚尖翘起，也保持 10 秒，使小腿肌肉有紧张感，最后左腿放下，完全放松。右脚重复操作。如此反复，每天上、下午各做 15 分钟，能锻炼腿部肌肉，并改善关节的稳定性。

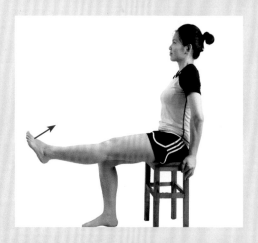

珍"膝"自己，关爱健康，在不会对身体造成损伤的前提下坚持锻炼，用正确的方法塑造一个强健的体魄。让我们用最"简、便、效、廉"的方式防病于未然，活出快乐健康的人生！

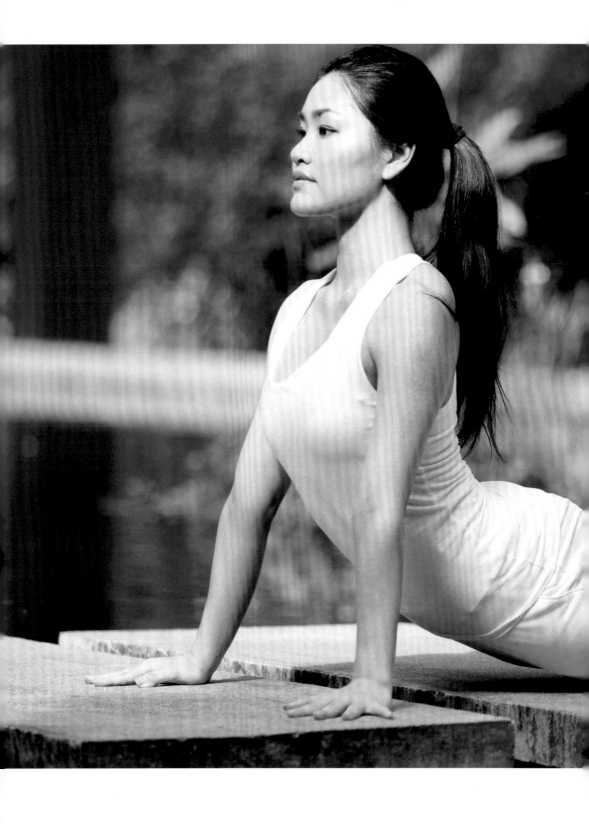

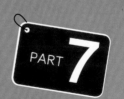

PART 7

时令调补，
护脊保健

中医认为，人与自然界是一个有机的整体，顺应自然是保健防病的重要方法。《黄帝内经》强调要"顺四时而适寒暑"，指出对四季气候变化"逆之则灾害生，从之则苛疾不起"。所以，我们应根据气候变化防寒避暑，顺从四季气候特点调养身体，从而达到养护脊柱的目的。

雨水：
莫让"雨水"淋湿了你的身体

"好雨知时节，当春乃发生。随风潜入夜，润物细无声。"古人有诗赞美雨水，在春天万物复苏、大地嗷嗷待哺的时候，这样一场及时雨就降临到了人间，滋润着万物。

雨水，表示两层意思：一是天气回暖，降水量逐渐增多了；二是在降水形式上，雪渐少了，雨渐多了。《月令七十二候集解》云："正月中，天一生水。春始属木，然生木者必水也，故立春后继之雨水。且东风既解冻，则散而为雨矣。"随着雨水节气的到来，雪花纷飞、冷气浸骨的天气渐渐消失，而春风拂面，冰雪融化，湿润的空气、温和的阳光和萧萧细雨的日子正向人们走来。而雨水之后空气中水分增加，会出现气温低、湿气重，且是寒中有湿。这种寒湿的天气对人体内脏和关节有一定的影响。那么，雨水节气，我们该如何保养呢？下面给大家一些建议：

① 早晚温差大，勿忘添衣裳

冬春之交，天气逐渐转暖，许多阳性体质的人很快就脱掉了厚重的冬装，取而代之的是清凉的服饰，其实这种做法是有悖于保健法则的：古话说得好，"燥寒冻肉，湿寒入骨"，特别是岭南地区，早晚温差大，入春后不久又将迎来"倒春寒"，如果不注意保暖，体热外泄，湿寒交换于内而入骨，易引发骨关节疾病。俗话说"春捂秋冻"就是这个道理。因此，要时时做好防寒工作，即使是天气转暖，也不要轻易脱掉冬装。特别是中老年人，要护好颈、肩、腰、腿，而年轻人也不容忽视。

② 勤通风关窗，感冒莫打扰

雨水节气是寒去热来的转折初期，天气变化不定，忽冷忽热，对人体健康威胁较大，容易感冒。一般公共场所人员比较多，也是感冒病毒传播的温床，再加上空气流通不畅，极易被传染上感冒。因此，尽量减少在公共场合逗留的时间，勤通风，促进空气流通，睡觉前要及时关窗，谨防寒邪袭表而患上感冒。

③ 起居有规律，生活乐逍遥

《黄帝内经》中记载"人卧血归于肝"，"春夏养阳"，因此，在春季应"夜卧早起"，固护阳气。同时，肝主疏泄，应保持畅快的情绪，愉悦的心情能够促进肝气顺畅，符合保健规律。雨水前后，建议加强户外运动，如放风筝、打太极拳等。

现代人生活压力大，不论什么时候，大家都应保持愉快的心情，养成良好的起居习惯，真正做到"恬淡虚无，真气从之，精神内守，病安从来"。雨水的到来，只要大家学会保健，就不会让"雨水"淋湿我们的身体，伤害我们的健康！

④ 防地面湿滑，逐体内湿邪

雨水前后恰逢回南天，岭南地区气候潮湿，加上早晚温差大，地面湿滑，老年人要注意防滑。湿邪客表，易导致皮肤病，如湿疹。"湿邪入里，困着脾脏"，故雨水前后应当着重养护脾脏，内以养护脾气，外以清利湿邪，从而达到养脾的目的。因此，建议大家在饮食上应少食生冷之物，以顾护脾胃阳气。食物以平性为宜，饮食保持中庸，吃热饭热菜，少食辛辣、性温、性热的食物。平时可多吃些诸如鲫鱼、胡萝卜、山药、小米、薏米、芡实等食物，以达到健脾祛湿的目的。

《黄帝内经》中有言"春主肝"，春季，肝气升发，此时多食韭菜等青色蔬菜，有助于肝气调达。下面向大家推荐一款雨水节气食疗方：

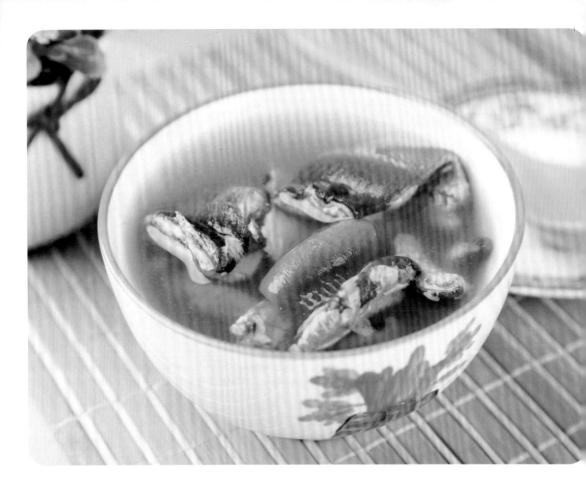

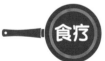 **土茯苓鳝鱼汤** -

材料： 鳝鱼 300 克，土茯苓、赤芍、姜片、当归各少许。

调料： 料酒 5 毫升，盐、鸡粉各 2 克。

做法： ①砂锅中注水烧热，倒入土茯苓、赤芍、姜片、当归。

　　　　②放入鳝鱼，淋入料酒，烧开后用小火煮约 20 分钟。

　　　　③加入盐、鸡粉、料酒，拌匀调味即可。

 **功能
主治** 补益气血。适用于以颈部不适、面色苍白、容易疲倦、气短乏力、
头晕不适为主要表现的气血不足型颈椎病。

惊蛰：
万物梦醒，春催惊蛰

在远方一声初始的雷鸣中，万千沉睡的生灵被唤醒了，它们睁开惺忪的双眼，不约而同地向温暖的太阳敞开了各自的门户。迟迟未达的春雷并不能阻止我们苏醒的速度，万物复苏，春来冬去，我们在惊蛰天里嬉戏歌唱。

《月令七十二候集解》中说："二月节，万物出乎震，震为雷，故曰惊蛰。是蛰虫惊而出走矣。"晋代诗人陶渊明亦有诗曰："促春遘（gòu）时雨，始雷发东隅。众蛰各潜骇，草木纵横舒。"蛰，是潜藏的意思；惊蛰，意即天气回暖，春雷始鸣，惊醒蛰伏于地下冬眠的昆虫。实际上，昆虫是听不到雷声的，大地回春、天气变暖才是使它们结束冬眠、"惊而出走"的原因。

❶ 惊蛰保健要以保暖为原则

动物在经历了一个漫长的冬眠之后，探出头来打算出洞，可是它们又感到气温暖中依然带有一丝凉意，于是又钻回洞里静静等待天气完全转暖。同理，春寒依旧的时节，在保健方面，我建议大家仍要以保暖为原则。

惊蛰节气正处乍寒乍暖之际，现代气象科学表明，惊蛰前后之所以偶有雷声，是大地湿度渐高而促使近地面热气上升或北上的湿热空气势力较强与活动频繁所致。从我国各地自然物候进程看，由于南北跨度大，春雷始鸣的时间迟早不一，"惊蛰始雷"的说法仅与沿长江流域的气候规律相吻合。此时人体之阳气也顺应自然，向上向外舒发。因此，春季保健必须掌握春天之气升发舒畅的特点，注意保卫体内的阳气，使其充沛不断。凡是耗伤阳气、阻碍阳气的情况应尽量避免。

春季气候变化较大，气温时高时低，而人体腠理也开始变得疏松，对寒邪的抵抗能力便会减弱，所以，春天尤其是初春时节不宜过早除去厚衣。《千金要方》中说，惊蛰时节着装宜"下厚上薄"。在惊蛰节气，人们要注意气象台对强冷空气活动的预报，注意冷暖变化，预防感冒、上呼吸道感染等流行性、季节性疾病的侵袭。

❷ 舒展身体，预防过敏

经过一个冬季，身体各脏器的功能仍处于相对比较低迷的状态，四肢关节、肌肉还处于"苏醒前期"，所以初春的运动只要将身体舒展开就好。我认为，初春宜健走。出门踏青，春花烂漫，桃花盛开，在和煦的阳光下，呼吸着草木制造的"鲜氧"，欣赏着绚丽的鲜花，健步而行。中老年人打打太极拳，配合八段锦等功法，年轻人放风筝、打羽毛球等，不但让腿、臀、腹、背各部位的大肌肉群交替收缩和放松，可预防颈椎病、肩周炎、腰椎间盘突出症等痛症的发生，还可以加快血液循环和新陈代谢，使肺脏得到清洗通畅，身体也逐渐调整好了。早晚温差大，地面湿滑，出门踏青赏花之时，在注意保暖防寒的同时，也要防止跌倒滑倒。过敏体质的朋友们最好戴上口罩，以免因接触或吸入花粉而致敏。

按五行学说，春属木，春气与肝相应。因肝喜调达，有疏泄的功能，木有生发的特点，故肝也属"木"。肝，恶抑郁而喜调达，如果保健不当，则可伤肝。现代流行病学调查发现，春天属肝病高发季节，尤其是老年人，大动肝火会出现眩晕、中风等疾病，人们在春季一定要力戒暴怒，更忌郁郁寡欢，要做到心胸开阔，乐观向上，保持心境平和。而精神的调摄在保健中占有至关重要的地位，惊蛰天，更要"惊"醒肝气，别让它"蛰"居在你的体内，尽情地升发肝气，让好心情飞起来，这样才不违背古人流传给我们的宝贵的保健智慧。

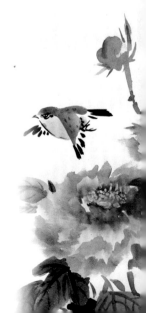

③ 惊蛰话食疗

　　惊蛰时节，我们应该怎样吃才健康？春季肝火过旺容易导致肝胃不和，所以春天人容易上火，出现舌红苔黄、口苦咽干、口唇生疮、牙龈肿痛等，因此饮食宜清淡，忌油腻、生冷及刺激性食物。可适当配吃清解里热、滋养肝脏、补脾润肺的食物，如枇杷、梨、薏苡仁、荠菜、菠菜、芹菜、莴笋、茄子、荸荠、黄瓜、香蕉、生梨等。唐朝的《千金方》里有一句话叫作"二三月易食韭"，就是说葱、生姜、韭菜、蒜苗等这类辛甘发散之品对于人体在春季时升发阳气有很大好处。类似的食物还有洋葱、魔芋、大头菜、芥菜、香菜、生姜等，在疏散风寒的同时，又能抑杀潮湿环境下滋生的病菌。

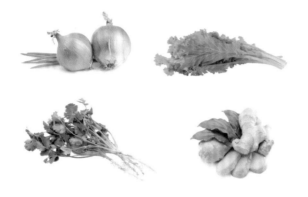

　　惊蛰恰逢春季阳气初生时，不宜食酸收之味。因为酸味入肝，具收敛之性，不利于阳气的升发和肝气的疏泄。多食甜，少食酸，这样能补益人体的脾胃之气。因为酸味助肝气，多吃会造成肝气过旺，不仅身体不适，而且会损伤脾胃，使吃下的食物不易消化，所以此时要少吃酸梅、话梅等零食。糯米、黑米、燕麦、南瓜、红枣、桂圆、栗子等甘味食物要多吃，甘味最宜补脾气，亦能祛湿，脾脏强健了反过来可以滋养肝气。"春困"会使人身体疲乏、精神不振，应多吃红黄色和深绿色的蔬菜，如胡萝卜、南瓜、番茄、青椒、芹菜等，对恢复精力有益。

清明:
清明雨中念先恩，艾草香中保后人

儿时，每逢清明，母亲总是为我们做艾米果，青新的味道久留余香。长大后，我才知道，艾米果不仅美味，而且营养价值极高。艾的味道，更是母亲"爱"的味道，蕴涵了她对我们的美好祝福，期盼我们在健康快乐中成长。

① 艾草全身是宝，用法多种多样

艾草在我国民间使用得非常广泛，既能食用，也能药用，同时民间还认为能驱毒避邪，深受人们喜爱。艾草身上较有价值的部分是艾草根和艾叶，而两者的功效是有差别的。艾草根苦燥辛散，能调理气血、温经散寒祛湿，为妇科要药。食疗中，艾草根煲鸡汤可以散寒除湿、温经补血，客家女性坐月子期间常喝艾草根鸡汤用以补养身子，因此，艾草根鸡汤已成为客家人餐桌上常见的菜肴。

艾叶性味辛温，清明时节用艾叶来泡澡、泡脚或者熏灸，可以疏通经络调和气血，对于身体的健康有着很大的好处。下面为大家介绍几种艾叶的保健方法。

①艾叶泡澡

取 30 克新鲜（或适量干的）艾叶放入布袋中，于锅中煮沸 15 分钟左右，取出药袋，将药液混于洗澡水中，调好温度，即可泡澡。艾叶泡澡可以缓解皮肤瘙痒，治疗湿疹，还可预防春季身上长疖疮、生痱子。

②艾叶泡脚

用艾叶水泡脚，可以驱寒，防治感冒，还可以改善口腔溃疡和牙周炎等与虚火有关的疾病。我们取一小把艾叶煮水以后，调好温度来泡脚，泡到全身微微汗出即可。这时喝上一杯温开水，更可大大提高效果。

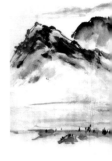

③艾叶熏灸

艾叶气味清香，艾叶烟对多种病毒、病菌有抑制作用，使用艾叶熏灸居室，可以达到消毒杀菌、预防呼吸系统疾病的效果。我们可以取500克纯艾叶于金属盆内，置于密封房间内点燃，燃熏一小时即可。

② 清明节气适合艾灸

"清明时节雨纷纷"这句诗反映了清明时节的天气特点——雨多湿气重，且寒暖交替、变化多端。清明节是扫墓的正日，很多人都会选择当天去扫墓，结果雨水不仅让扫墓不便，还让很多朋友淋成了"落汤鸡"。万一不小心淋雨了，大家回家沐浴更衣后，除了喝杯热水外，若配上艾灸，我们着凉的身体会恢复得更快。

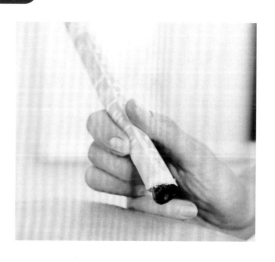

艾灸，是指点燃用艾叶制成的艾条，熏烤人体的穴位以达到保健治病的一种自然疗法。艾灸历史源长，治疗方法也多种多样。艾灸疗法可分为艾炷灸、艾条灸、温针灸等形式，艾条灸常用的手法有温和灸、雀啄灸、回旋灸等。清明节是我们的祭祖日，更是二十四节气中的一个节气。这种在特定时令节气，选择具有强壮作用的腧穴进行艾灸，以激发经气、提高身体抵抗力的灸法，叫"节气灸"。

这种灸法体现了中医"天人合一"的思想。此时艾灸可散寒祛湿、通经活络、行气活血，达到防病保健的效果。因此清明节气非常适合艾灸。艾灸的应用随处可见，在医院，在养生馆，甚至在自己家中，我们都可以艾灸。当中，艾条灸应用最广泛。那清明时节，我们该如何艾灸呢？

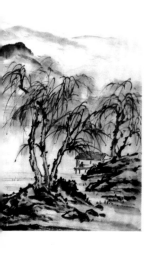

大家若在家自行进行节气灸，可选择简单而又便于操作的家居艾灸产品，比如说艾灸盒，或是选用艾条灸中的温和灸。清明节气灸常用的经脉是任督二脉，常选取督脉上的大椎穴、命门穴，通一身之阳气；任脉上常选用神阙穴、关元穴，补人体元气。选用下肢足三里，补养脾胃之气。"头面合谷收"，常灸合谷穴，可祛风散寒，治疗头面部疾病，配合灸膈腧、血海穴，则可预防感冒、皮肤病。操作温和灸时，点燃艾条，正对着穴位，距离 10 厘米左右，注意别烫伤。每个穴位灸 5 ~ 10 分钟，以白天艾灸为宜。

①隔姜灸

如果我们的身体明显怕冷，则表明身体寒气重，这时驱寒力度最好的艾灸方式就是隔姜灸。隔姜灸，顾名思义，先铺一块新鲜的生姜在穴位上，然后拿艾条直接对着姜片灸。此时，起散寒作用的不仅仅是艾叶的药效，还有生姜温阳的功效。艾、姜相加，无异于如虎添翼。传统的隔姜灸是往姜片上放艾炷的，

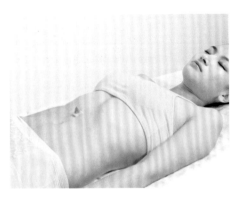

我认为，用艾条直接灸，更便于普通百姓操作，疗效也一样很好。姜片的厚薄依据穴位来定，0.2 ~ 0.5 厘米之间，中间用牙签穿刺几个小孔。每个穴位隔姜灸的时间为 5 ~ 10 分钟。

②隔盐灸

如果我们不慎感受风寒湿邪，导致严重的腹泻，这时，较好的选择就是隔盐灸了。隔盐灸，是指用纯净干燥的食盐填在肚脐窝（神阙穴），然后上置艾炷施灸。施灸前，要预先在盐上放一薄姜片，以避免食盐受火爆裂烫伤肚脐。一般灸 3 ~ 9 壮。本灸法具有回阳救逆固脱之功效，用于急病发作。

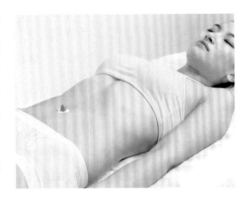

清明之际，艾灸应讲求阴阳平和，此时是人体内肝气升发达到最旺的阶段，如果肝气过旺，木伐土，会影响脾胃功能，从而出现食欲不佳、消化不良等症状。更有甚者，高血压患者的血压还会升高。所以，根据自身体质，艾灸时间应控制好，一般白天艾灸不超过半小时为宜。施灸过程中若不慎烫伤皮肤，须防止感染，轻者可涂碘伏消毒后，予烫伤膏涂抹，严重者则须到医院就诊。

此外，艾灸期间，饮食应清淡，忌大鱼大肉、肥腻之品，起居宜早睡早起。注意艾灸、饮食与起居的配合，对身体和精神都是大有益处的。

③ 脊椎病常用督脉灸

现代社会中，脊椎病的发病率是越来越高了。针对脊椎病，我认为最合适的艾灸方法就是督脉灸。督脉灸就是在督脉的大椎穴至腰俞穴，敷以打碎的生姜泥，再铺上艾绒，状如一条乌梢蛇伏于脊背。分别点燃蛇头、身、尾三点，一次燃尽后称为"1壮"，连续灸3壮。

督脉是阳脉之海，总督一身之阳气。此法可激发出人体自身的阳气，又可将这种温热通过经络系统传递到全身，恢复人体的自愈力。督脉灸适用于人体缺乏阳气导致的各类疾病，如强直性脊柱炎、风湿性关节炎等；也同样适用于亚健康状态的人群，例如男性腰痛膝软、神疲乏力、尿频尿急等，女性手脚冰凉、痛经、月经不调、内分泌失调等。此法操作复杂，建议到中医院找专科医生来帮助完成。

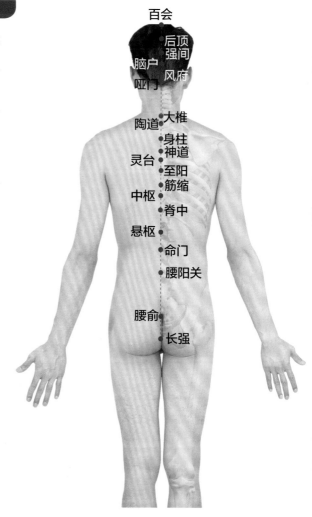

百会
后顶
强间
脑户
风府
哑门
大椎
陶道
身柱
神道
灵台
至阳
筋缩
中枢
脊中
悬枢
命门
腰阳关
腰俞
长强

谷雨：
谷雨扰人颈自愁

　　一抹白云，绝美了一池水；一湖绿水，氤氲了一座城；水光潋滟，波光柳柔，诗情画意，浪漫优悠。青山绿水，细雨绵绵，白云山畔下的麓湖，皓然如诗篇，似眉笔，为广州城描上一记色彩。漫步麓湖边，直把麓湖误作西子湖，也让人浮生恍若江南的错觉。雨后的麓湖，美成了水墨仙境……

　　谷雨作为春季的最后一个节气，它的到来仿佛宣昭着春天的告别，湿热夏季离我们也越来越近了。在有闲情雅致欣赏谷雨创造的美时，更多人好像忽略了最为重要的东西。那么，这个东西又是什么呢？

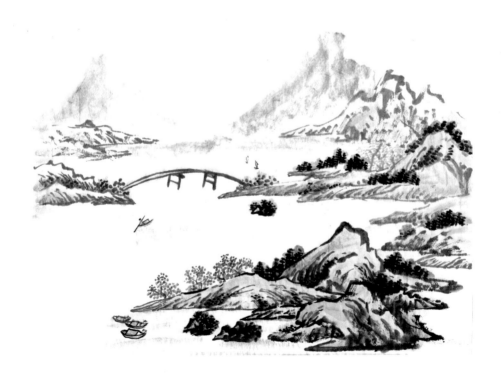

① 谷雨节气小心脊柱受寒

随着谷雨时节的到来，气温逐渐开始回升。气温升高，天气燥热，大家心情烦躁、休息不好，影响骨关节及肌肉休息，从而容易诱发颈椎病。温度高，大家在睡眠过程中翻身次数增多，容易导致肌肉酸痛不适；空调温度过低或猛吹风扇也是导致颈椎病的一个原因，因为那样会使颈背部肌肉受寒，尤其穿着单薄的女性更易得颈椎病。

脊柱受风寒，或汗出后受风，大家会感到颈肩部或者腰部、肢体局部有拘紧麻木感，肌肉僵硬，怕冷，活动明显地受到了限制，同时也会伴有恶寒、畏风等症状。舌头是淡淡的，苔是薄白色的，再摸脉，此时的脉象弦紧。

② 颈椎病患者的饮食

由于颈椎病是椎体退化、骨质增生等引起的，所以应以富含钙、蛋白质、维生素D的饮食为主。其中钙是骨的主要成分，以奶制品、鱼类、豆类等含量为多。蛋白质也是形成韧带、骨骼、肌肉所不可缺少的营养物质。B族维生素、维生素E则可缓解疼痛，解除疲劳。

如果颈椎病属湿热阻滞经络者，应多吃些葛根、苦瓜、丝瓜等清热解肌通络的果菜；如果属寒湿阻滞经络者，应多吃些狗肉、羊肉等温经散寒之食物。夏季也可以适当吃一些补阳之品，补足我们丢失掉的阳气，阳气足则正气足，这样才会"邪不可干"。

③ 艾灸保健

阳春湿月，缺艾不可。艾灸具有温阳补气、温经通络、消瘀散结、补中益气的作用。经常灸大椎、足三里、血海、气海、关元、涌泉等穴位，对调和气血有很好的疗效。

立夏：
夏天，从"心"出发

一缕暖风吹晴了天空，吹艳了荷花，吹走了春季的席席困意。我们告别了缠绵不休的雨季，迎来了立夏节气，正式奏响了夏日交响乐的序曲，这首鸣响在岭南大地上的交响乐注定恢弘壮阔。立夏过后，各地即将上演一曲雄壮的"高温进行曲"。朋友们，你们做好迎接烈日灼烤的挑战了吗？

中医认为，一年四季中，夏天属火，火气通于心，故夏季与心气相通，此时心阳最为旺盛。当夏日气温升高后，人们易感到烦躁不安、焦躁易怒，容易出现口舌生疮、失眠等上火症状，而且机体的免疫功能也较为低下。《黄帝内经》曰："心为君主之官，神明出焉。主明则安，主不明则十二官危。"由此强调养心的重要性。夏季特别是中老年人，尤其要注意避免气血瘀积，精神上的焦虑、躁动容易引起心肌缺血、心律失常、血压升高，甚至因而发生猝死。那么，我们在立夏时节应该遵循哪些保健法则呢？

① 清降心火，怡养心神

立夏保健，其实就是养心的过程。中医的最高境界是保健，保健的最高境界是养心。夏季保健，一忌肝火，尽量避免生气、焦虑、抑郁，"怒发冲冠"，大动肝火将会造成人体阴阳失衡，从而导致疾病；二忌心火，减少心烦、懊恼、躁动不安。

中医基础理论里面讲到，心在五行属火，与夏季阳热之气相应，故为阳脏，其主要生理功能是主血脉并主神志，起着主宰生命活动的作用。初夏适宜清静养神，静心凝神，摒除杂念，安神定志，无欲无求，心志安闲，笑口常开，避免不良的情绪刺激，比如狂喜、郁怒，都会大伤我们的心阳。保持淡泊宁静的心态，不以物喜，不

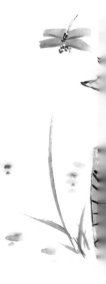

以己悲才是最好的保健之道。立夏以后，随着温度的增高、排汗量的加大以及室外活动的减少，老年人和经常久坐的白领一族容易出现不同程度的气虚血瘀症状，此时我们可以多做些偏静的活动，如散步、绘画、钓鱼、练习书法、下棋、种花等，以陶冶情操，怡养心神，提升修养。

❷ 慎起居，节饮食

《黄帝内经》曰："夏三月，此谓蕃秀，天地气交，万物华实，夜卧早起，无厌于日。"立夏后，昼夜长短明显，应晚睡早起，以顺应夏季阳盛阴虚的变化。同时，还须养成午睡的习惯，以保证饱满的精神及充足的体力。中午是一天中气温最高的时段，人易出汗，出汗多散热，血液大量集中于体表，大脑血液供应相对减少，午饭后消化道的供血增多，大脑的供血就更为减少，人就易精神不振，昏昏欲睡。有了午觉补充，人的体力就会有所恢复。闭目养神，实则是在养心。

"春夏养阳"，养阳重在养心。立夏宜采取"增酸减苦、补肾助肝、调养胃气"的原则，饮食应清淡，以易消化、富含维生素的食物为主。如果有些人属于偏火旺的体质，对这些人来说，伴随着立夏节气的即将到来，应少吃一些容易加重肝火的食物，如羊肉、狗肉、韭黄、洋葱、龙眼、芒果等，取而代之可以食用一些百合、绿豆、丝瓜、黄瓜等清凉食物。

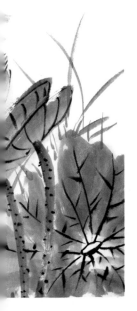

除要少吃油腻食物外，可多吃一些苦味蔬菜，如苦瓜、香菜等。中医认为，苦味入心，苦味食物具有除燥祛湿、清凉解暑、利尿活血、解除劳乏、消炎退热、清心明目、促进食欲等作用。但是，苦味食物均属寒凉，虽然能清热泻火，但属于清泻类食物，故体质比较虚弱者不宜食用，否则会加重病情。

此外，平时还应多吃酸味食物，如山楂、番茄、橙子等，增强消化功能和滋养肝脏，常吃还可降血压、软化血管、保护心脏。同时，还要考虑到养护脾胃，可以多喝点稀粥等易消化的食物，以畅通气血。

③ 几种养心护心的食物

①大豆

大豆能帮助降低血液中胆固醇的含量，而且其饱和脂肪酸的含量很低，是人们保护心脏摄入优质蛋白的重要来源。此外，吃豆腐、喝豆奶也是不错的选择。

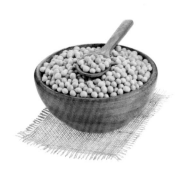

②坚果

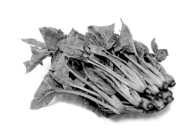

核桃、腰果、杏仁等坚果含有大量的Ω-3脂肪酸、单元或多元不饱和脂肪酸，吃这些食物还能摄入膳食纤维。

③菠菜

菠菜所含有的叶黄素、叶酸、钾和纤维能够帮助心脏保持健康的状态。一般来说，只要多吃蔬菜对心脏都有很好的强健作用。研究发现，相较不吃蔬菜的人群，每天吃两份半蔬菜的人患心脏病的风险下降了25%。

④橄榄油

橄榄油所含有的不饱和脂肪酸是食用油中最高的，能有效降低体内"坏胆固醇"的含量，从而降低心脏疾病的患病风险。另外，我们应尽量选择特级初榨的油品，因为最少的加工程序保证了营养没有过多地流失。

大暑：
防暑防病祛寒邪

大暑在每年的公历 7 月 22 日至 24 日之间来临，是一年中最热的节气，很多地区经常会超过 40℃，让人酷暑难耐。此时雨量也明显增多，自然界暑湿之气弥漫。大暑分三候：初候时萤火虫从枯草上卵化而出；二候时天气开始变得闷热，土地变得潮湿；三候时时常有大雷雨出现，暑气慢慢减弱，开始向立秋过渡。

夏季气候炎热，酷暑多雨，暑湿之气容易乘虚而入且暑气逼人，尤其是老人、儿童、体虚气弱者，心气易于亏耗，而导致疰（zhù）夏、中暑等病。盛夏阳热下降，氤氲熏蒸，水气上腾，湿气充斥，故在此季节，感受湿邪者较多。在中医学上，湿为阴邪，其性趋下，重浊粘滞，易阻遏气机，耗伤阳气，损伤脾胃。所以大暑期间保健要注意防暑降温、滋阴养液和健脾祛湿。

① 大暑节气要警惕中暑

中医认为，暑气最易损伤人体津气。夏天气温高，人体毛孔舒张，津液很容易通过舒张的毛孔以汗的形式外泄。津液外泄的同时，气也会随着汗液流失，所以会出现耗气的症状，比如乏力、懒言等，这时若不及时治疗，便会导致重度中暑。

当你或家人在夏季出现全身明显乏力、头昏、心悸、胸闷、注意力不集中、大量出汗、四肢麻木、口渴、恶心等症状时，就要考虑可能是中暑的先兆，此时应立即到通风处休息，喝些淡盐开水或绿豆汤、西瓜汁、酸梅汤等。

夏季预防中暑我们可以从以下几方面入手：

①合理安排工作，注意劳逸结合。

②避免在烈日下暴晒，注意室内降温，感到不适时及时到阴凉处休息。

③睡眠要充足，及时补充水分，多食瓜果，讲究饮食卫生。

④自备藿香正气水和风油精之类的防暑药品。

② 冬病夏治正当时

大暑是全年温度最高、阳气最盛的时节，这时最适合"冬病夏治"，故对于那些每逢冬季发作的慢性疾病，如慢性支气管炎、肺气肿、支气管哮喘、腹泻、风湿痹证等阳虚证，是最佳的治疗时机。有上述慢性病的人，可在三伏天去相关医疗机构或诊所进行三伏天灸或艾灸之类的保健，以提升阳气，增强自身免疫力，防止冬季发病。

③ 饮食原则

大暑暑毒外蒸，饮食应增咸减甘，烹调时适当加入姜、葱、蒜、醋。尽量食用温、软的食物，避免过度食用生冷、甜腻的食物。

暑热时节，易耗气伤阴，应以益气养阴为主，不宜过多进补，尤其是性温、热、燥的补品，如人参、鹿茸、当归等。

盛夏阳热下降，水气升腾，湿气充斥，此节气感受湿邪者较多，脾胃活动较差，淮山补脾、益气补肾，多吃淮山等益气健脾类食品，可促进消化。

暑气重，可多吃冬瓜、苦瓜、鱼腥草等降火解暑。

暑天酷热，人出汗多，易丢失钾，可以多吃含钾食物，如香蕉、菠菜、番茄、红薯、土豆等。

下面给大家介绍一款适合大暑时节食用的药膳：

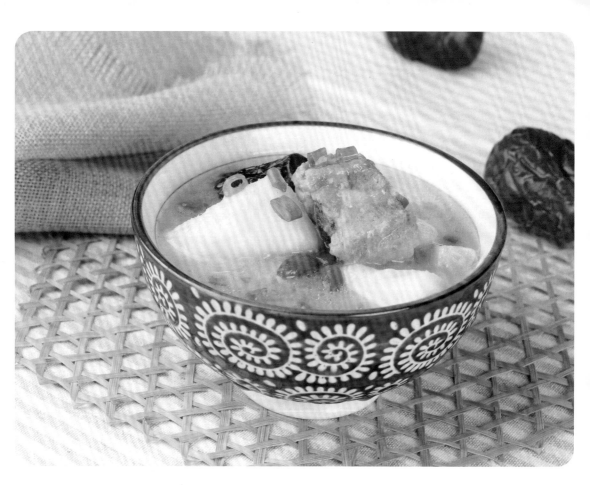

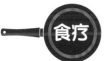 **红枣淮山排骨汤** -

材料： 淮山 185 克，排骨 200 克，红枣 35 克，蒜头 30 克，水发
枸杞 15 克，姜片、葱花各少许。

调料： 盐 2 克，鸡粉 2 克，料酒 6 毫升，食用油适量。

做法： ①淮山去皮切滚刀块；排骨入沸水汆去血水和杂质，捞出沥干。

②油爆姜片、蒜头，倒入排骨炒匀，淋上料酒，注入清水，
倒入淮山块、红枣，炖 1 个小时。

③倒入枸杞，再炖 10 分钟，加盐、鸡粉调味，撒上葱花即可。

 益气补虚，生津止渴。适用于夏季多汗体虚、乏力疲劳、失眠多梦、
烦躁不安等症。

霜降：
一年补透透，不如补霜降

霜降节气含有天气渐冷、初霜出现的意思，是秋季的最后一个节气，是秋向冬过渡的开始，天气渐冷，初霜出现，草木开始泛黄。"寒露不算冷，霜降变了天。"古籍《二十四节气解》中说："气肃而霜降，阴始凝也。"可见"霜降"表示天气逐渐变冷，开始降霜。

岭南处于我国南方，属于东亚季风气候区，秋季为冬夏交替的季节，风向并不稳定，加上"南方地卑而土薄，阳气泄而阴气常盛"（清汪森《粤西文献》，文渊阁本《四库全书》），气候温暖而蒸湿过半，此时炎热与秋凉、雨霾和秋燥都会交替出现，展现出"一日之内，气候屡变"的特点。

俗语有称"一年补透透，不如补霜降"，可见霜降时节的保健有多重要。为此我向广大朋友提几点霜降保健的建议。

❶ 霜降保健要点：防秋燥、防秋郁、防贼风

秋季燥邪易伤人体津液，津液既耗，就会出现燥象。秋季之时，空气湿度特别低，特别容易掠夺人体皮肤、黏膜表面的水分和体液，出现皮肤、口腔、咽喉、鼻腔、眼睛的干燥、瘙痒。元代医家忽思慧在《饮膳正要》中说："秋气燥，宜食麻润其燥。"因此，秋季保健应多吃芝麻、蜂蜜、银耳、青菜之类的柔润食物，以及苹果、梨、葡萄、香蕉等水分丰富、滋阴润肺的水果。

"自古逢秋悲寂寥"，因此，秋季保健防秋郁首先要生活规律，不要随意打破，保持畅快愉悦的心情，还要参加一些有益身心的娱乐活动，如歌舞、登山、打太极拳等。

霜降后天气渐冷，是秋季向冬季过渡的阶段。深秋时节，风

大转凉。由于此时气候干燥、天气多变，气温往往骤升骤降，体质较弱者很容易患上疾病。受"虚邪贼风"，老年人极容易患上"老寒腿"，并且慢性支气管炎也容易复发或加重。霜降时节，外出登山赏景时一定要注意，尤其要保护膝关节，切不可运动过量。膝关节遇寒冷刺激时，血管收缩，血液循环变差，往往使疼痛加重，故在天冷时应注意保暖，必要时戴上护膝。老年人不宜做屈膝动作时间较长的运动，要尽量减少膝关节的负重。

❷ 霜降饮食要点

在广州的这个时候，如果不是阳虚或有特别病症的人，还是不太适合吃羊肉。秋令属金，脾胃为后天之本，此时还是应以平补为主：滋阴润燥、养肺健脾、补养心肾。霜降时节推荐的首选食物就是性凉、入肺经的鸭肉。

鸭肉的滋阴润肺功效很好，煲个老鸭汤，再放点白果等辅料，正好能用来调治肺阴不足引起的干咳、皮肤干燥、毛发脱落等症。白果不仅味清香，还具有通畅血管、改善大脑功能、增强记忆能力、防治老年痴呆症和改善脑供血不足等功效。

俗话说："霜降吃柿子，不会流鼻涕。"霜降时节，我国很多地区都有吃柿子的习俗。柿子一般是在霜降前后完全成熟，此时的柿子皮薄、肉鲜、味美，营养价值高。假如每人一天吃一个柿子，其所摄取的维生素 C 基本上就能满足一天需要量的一半。

秋天的主要气候特点是干燥，喝白开水并不能完全抵御秋燥带来的负面效应。喝白开水，水易流失，若在白开水中加入少许食盐，就不那么容易流失了。白天喝点盐水，晚上喝些蜜水，这既是补充人体水分的好方法，又是秋季保健、抗拒衰老的饮食良方，同时还可以防止因秋燥而引起的便秘，真是一举三得。

此外，建议大家在这个时节多喝性温的红茶和熟普，既可以御寒暖身，又可以养胃助消化，预防感冒等疾病。红茶、熟普属于温热性质的茶叶，温补不伤胃，能帮助女性暖胃驱寒。用红枣、桂圆、枸杞等与红茶、熟普搭配饮用，温补力更强。

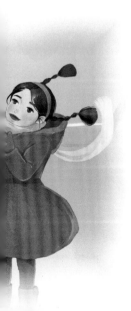

③ 按摩穴位缓解胃肠疾病

霜降节气是慢性胃炎和十二指肠溃疡病复发的高峰期，除了饮食调护以外，下面向大家介绍几种自我保健方法。

小腿肚内侧循行足太阴脾经，捏按此处可治胃之疾患。同时重点按摩以下穴位，每日进行 2 ~ 3 次，坚持一段时间即可缓解胃肠疾病。

①按摩中脘穴

中脘穴位于胸骨下端和肚脐连线的中央，肚脐往上一掌处。仰卧体位，指压时放松肌肉，一边缓缓吐气一边用指头用力下压，6 秒钟后将手移开，重复 10 次，就能使胃感到舒适。胃痛时采用中脘指压法效果佳。

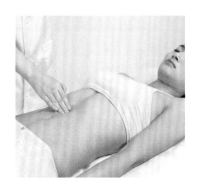

②按摩天枢穴

天枢穴位于肚脐左右两拇指宽处。平躺，用中间三个手指下压、按摩此处约 2 分钟。主治消化不良、恶心欲呕、胃胀、腹泻、腹痛等。

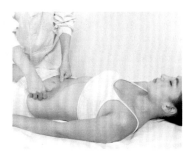

③按摩足三里穴

足三里穴是人体的强壮要穴。每次用手指按压 6 秒钟，重复 10 次，可促进胃酸分泌，和胃止痛。

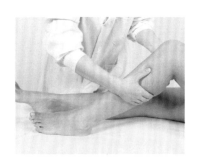

冬至：
冬至日暖身，附子汤暖心

上午我在出门诊的时候接到了一个电话，电话那头传来的声音似曾相识："范教授你好，我是老韩啊，我从美国回来啦，明天就是冬至了，我来帮你们煲附子汤。"老韩，熟悉的名字，熟悉的面孔，熟悉的附子汤。

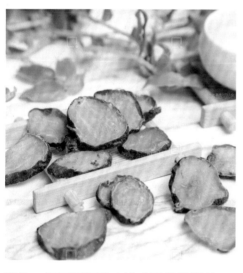

老韩是我的老朋友，算来和我已有 13 年的交情了。2005 年，我刚来到广东省第二中医院，还记得那是深秋的一天，老韩来到我的门诊看病，身患严重的腰椎滑脱加上肾结石，使得老韩整日坐卧不宁，浑身不自在。此外还患有颈椎病，更是让他痛苦不已，晚上如果不吃止痛片，根本没有办法入睡。我当即安排他入住我科。住院期间，我用龙氏正骨手法给他纠正了颈椎的错位，还用民间秘方治愈了他的肾结石。我观察到老韩面色㿠白、手脚冰凉，问诊可知，他经常会出现腹泻的症状。于是，我向老韩推荐了一款食疗方：附子干姜猪脚汤。

我告诉他，每年冬至之时煲一份附子汤，食用后可以温阳补虚，再配合锻炼，全年都会阳气十足、神清体健。老韩是个性格特别开朗的人，他和我们科里的医护人员相处得十分融洽，因此，他煲好汤后热情地给我们每一个人都分了一碗。"范教授给我们这些病人送来了健康，我也要将我的快乐和大家一起分享。"老韩说。

煲这汤是有讲究的，一定要把控好附子、干姜的量，按每人附子、干姜各20克的量计算。先将附子煲上两个小时，再放干姜、猪脚一起煲两个小时才行。冬至是一年中阳气最弱的一天，所以要进补温阳之品来补充人体的阳气，这一天补好了，整年都会阳气足、身体健康！

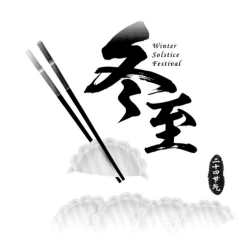

老韩前几年随儿子移民美国，但他仍然保持着每年冬至煲附子汤的习惯，每逢冬至前夕，他都会不辞辛劳地从美国飞回广州，就是为了给我们科室的同事送上一碗暖暖的附子干姜猪脚汤。这一碗附子汤，不仅温暖了我们的身子，更温暖了我们的心。

每当捧起老韩送的附子汤，我都会想，这碗汤浓缩的都是满满的情意，它是一碗感恩汤。这一路走来，朋友们对我的信任与支持给了我无穷动力。我们团队能为龙氏正骨的继承与发扬献出自己的绵薄之力，靠的是大家的一路相随，无论是我的同事还是我的病人。老韩的感恩汤，也是我的"感恩汤"，这份"感恩汤"，就是我的龙氏正骨情，我希望能够帮助更多的朋友呵护好脊柱，让大家能快快乐乐地生活。

TIPS 附子服用过量会出现一定的毒副作用，因此，日常服用附子时要小心对待。首先，要避免生附子的摄入，可选用炮制过后的附子饮品；其次，我们最好听从医生的建议去食用，而且要循序渐进地增加用药量，以避免中毒情况的出现；再次，我们一定要购买质量合格的附子服用，切忌贪图便宜选择到那些无证经营的药店进行购买；最后要注意的就是剂量的把控，这个需要听从医生的建议。

大寒：
大寒过后春暖花开

"冬天来了，春天还会远吗？"这是英国浪漫诗人雪莱的一句名言，大家对此应该不陌生吧。大寒过后，就是新的一年节气的开始了。人体在经历了冬藏后，也慢慢开始转向升发了。因此，大寒的保健至关重要，关系着一年中人体春生夏长、秋收冬藏的完美结束和崭新的开始。

大寒是二十四节气中最后一个节气，"寒气之逆极，故谓大寒"，因此，大寒是一年中最冷的时候。大寒虽冷，但大寒节气的来临，揭示了一年节气循环变化的开始。

❶ 大寒时节一定要保暖

大寒时节，气温很低，北方地区冰天雪地，南方地区虽然一般不下雪，但温度也很低。这时候，我们一定要注意保暖，预防寒冷侵袭人体，包括脊柱和身体各大关节，尤其是双足。俗话说"寒从脚起，冷从腿来"，腿脚一受寒，就容易传递到全身。因此，大寒节气，晚上可适当用温水泡泡脚，刺激足底的穴位，打通下肢的经络，促进气血的运行，对维持身体健康大有益处，尤其是半夜依然伏案工作的人群。

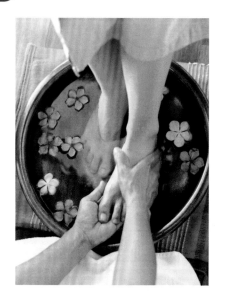

② 饮食原则

根据大寒节气的特点，饮食要减咸增苦，以养心气，以助心阳。这是因为心主神明，要心气充足、心阳旺盛，才能通调百脉、气机通畅，人体四肢百骸才能够得到充足的濡养。在食物的选择上，可适当多食用苦味的蔬菜，比如芹菜、莴笋、生菜等。

大寒气温降至一年最低值，不少人会选择在室内吃火锅而驱寒，这也是一种不错的食疗方式，但饮食要节制，切忌暴饮暴食。民间素有"冬吃萝卜夏吃姜"的说法，冬天容易多食用高热量的食物，而引起肠胃的滋腻，造成消化不良，这时吃点萝卜，可降胃气，帮助消化。饮食上，除了补充高热量的牛肉、狗肉、羊肉等，米饭、面条和馒头等易于消化的食物也是必不可少的。

大寒时期是感冒、咳嗽等呼吸道疾病高发的时期，日常生活中，除了适当通风、运动和保暖外，食疗上可选择性地多吃一些发散风寒的食物以防寒气侵袭，如生姜、大葱、花椒、桂皮等。生活中如遇风寒导致轻度感冒，生姜红糖水便是很好的药方。

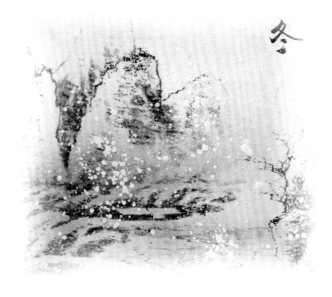